AF318729

DE L'OSTÉOTOMIE

DANS LE TRAITEMENT

DES

CALS VICIEUX

PAR

LE DOCTEUR Michel GANGOLPHE

PROSECTEUR A LA FACULTÉ DE MÉDECINE DE LYON
Ex-Interne des Hôpitaux, Ex-Aide d'Anatomie (concours 1878)
Deux fois lauréat de l'École de Médecine.

LYON
IMPRIMERIE DE LA PROVINCE
L. DUC & F. DEMAISON
Éditeurs de l'Académie des Lettres de la Province
101, Grande rue de la Guillotière, 101

1881

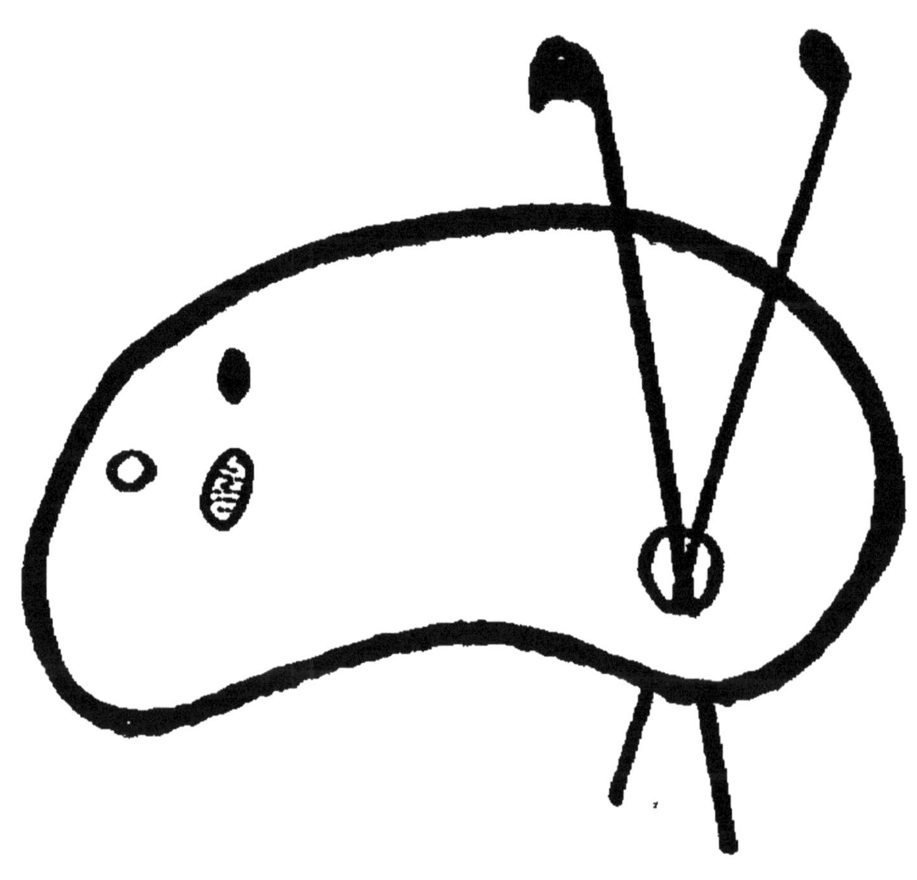

FIN D'UNE SERIE DE DOCUMENTS
EN COULEUR

DE L'OSTÉOTOMIE DANS LE TRAITEMENT

DES

CALS VICIEUX

LYON — IMPRIMERIE DE LA PROVINCE.

DE L'OSTÉOTOMIE

DANS LE TRAITEMENT

DES

CALS VICIEUX

PAR

LE DOCTEUR Michel GANGOLPHE

PROSECTEUR A LA FACULTÉ DE MÉDECINE DE LYON
Ex-Interne des Hôpitaux, Ex-Aide d'Anatomie (concours 1878)
Deux fois lauréat de l'Ecole de Médecine.

LYON
IMPRIMERIE DE LA PROVINCE
L. DUC & F. DEMAISON
Editeurs de l'Académie des Lettres de la Province
101, Grande rue de la Guillotière, 101

1882

INTRODUCTION

Les résultats surprenants fournis par l'emploi métho-
dique du pansement de Lister tendent à modifier de plus
en plus la thérapeutique chirurgicale. Nombre de lésions
ou d'opérations regardées autrefois comme extrêmement
graves sont devenues, les premières, d'une bénignité
relative, les secondes, d'une pratique usuelle. Il nous
paraît logique de ranger parmi ces dernières celles qui
se rapportent à la chirurgie des os et des articulations.
Tel chirurgien interviendra activement aujourd'hui, qui,
hier, aurait hésité à cause de la fréquence des complications des plaies. Les succès d'une méthode, justifiant

jusqu'à un certain point son emploi, on a vu les procédés sanglants devenir d'un usage de plus en plus fréquent, et si, en France, on conserve une réserve prudente, à l'étranger, on intervient plus hardiment et plus facilement. Cette remarque s'applique surtout à une méthode opératoire, l'ostéotomie, fréquemment employée en Angleterre et en Allemagne, dans la thérapeutique des difformités du membre inférieur, qu'il s'agisse de genu valgum, de pieds bots, ou d'ankyloses, etc...

De nombreux travaux ont fait connaître les résultats fournis par l'ostéotomie appliquée à ces différentes variétés de déviations ; il n'existe aucune étude synthétique sur l'emploi de l'ostéotomie dans le traitement des cals vicieux. Il nous a paru utile de réunir dans un même travail tous les faits publiés jusqu'ici, de les étudier et d'en tirer un enseignement profitable, surtout au point de vue des indications opératoires. Notre intention n'a pas été d'établir un parallèle entre l'ostéotomie et l'ostéoclasie ; ces deux méthodes nous paraissent avoir également droit d'existence. Il appartient à la clinique d'établir des limites de plus en plus tranchées entre les indications de chacune de ces deux opérations.

Notre travail repose sur l'étude analytique de 183 observations de cals vicieux, sur lesquels 67 ont été corrigés par l'ostéotomie, et 116 par la méthode non sanglante. Tous ces faits se rapportent à des cals vicieux par déplacement, déterminant une difformité et une impotence fonctionnelle plus ou moins marquée du membre lésé. Nous avons cru nécessaire, pour être complet, d'ajouter à cette étude l'examen sommaire d'un certain nombre de faits dans lesquels le cal blessant par irritation ou compression les parties molles avoisinantes (téguments, nerfs, vaisseaux), on avait pratiqué une sorte d'ostéotomie en enlevant une portion plus ou moins étendue de tissu osseux.

Nous avons divisé notre mémoire en quatre chapitres. Dans le premier, nous rappelons les phénomènes qui accompagnent la formation du cal, et nous insistons sur les consolidations vicieuses des fractures. Dans le second, nous étudions les résultats fournis par l'ostéoclasie. Le troisième contient l'étude de l'ostéotomie spécialement appliquée au traitement des cals vicieux (historique, manuel opératoire, pièces justificatives, observations, indications). Nous avons enfin rangé dans un quatrième chapitre les faits d'ablation de tissu osseux pratiquée pour des cals vicieux par lésion des parties molles.

Nous prions Messieurs les professeurs Ollier et Poncet

de vouloir accepter ici le témoignage de notre vive reconnaissance pour les précieuses observations qu'ils ont eu l'obligeance de mettre à notre disposition. Que M. le professeur agrégé Vincent reçoive également l'expression de notre gratitude pour les renseignements qu'il a bien voulu nous fournir.

CHAPITRE I

DE LA CONSOLIDATION DES FRACTURES

Lorsqu'après une fracture récente on ne fait aucune tentative de réduction, que celle-ci échoue ou bien que l'appareil employé se trouve insuffisant pour maintenir les fragments, on voit survenir des déplacements considérables qui portent une atteinte plus ou moins grave à l'utilité fonctionnelle du membre lésé. Le plus souvent, les observations de cals vicieux se rapportent à des paysans qui n'ont réclamé les secours de personne ou ont eu recours à des rebouteurs. Dans certains cas, le manque absolu de tout traitement a pu être indépendant de la volonté du malade et tenir à des conditions d'existence, de profession (marins). Grâce aux progrès réalisés dans la thérapeutique des fractures, il est de plus en plus rare que l'on puisse incriminer le chirurgien ; néanmoins, nous trouvons signalés dans quelques observations, le choix d'un mauvais appareil, le défaut de surveillance du bandage et la cessation de tout traitement à une époque où le cal est encore flexible. L'indocilité ou l'état de délire du malade, l'existence de lésions des parties molles du membre fracturé, telles qu'érysipèle, abcès, sphacèle, des affections cutanées prurigineuses, ont pu rendre impossible ou pénible tout appareil contentif.

Telles sont les c uses générales des cals vicieux; à côté de celles-ci, il est une foule de conditions tenant à la variété de la fracture, à son siège, etc., qui jouent un rôle extrêmement important et que nous avons encore à signaler.

La direction du trait de fracture est une des causes principales de l'existence ou de l'absence du déplacement; tandis que les fractures transversales, en rave, guérissent en général correctement, à moins que le malade ne s'appuie sur son membre avant une consolidation complète, les fractures obliques sont dangereuses et nécessitent une surveillance de tous les instants. Au début, l'obliquité de la fracture déterminera le déplacement primitif, et un peu plus tard tendra à favoriser le déplacement secondaire. Signalons comme une cause active de cette deuxième variété de déplacement l'action constante exercée par la contractilité et surtout la tonicité musculaire. Le voisinage d'une articulation rend souvent très difficile l'emploi d'un traitement efficace. Le peu de longueur du fragment articulaire, sa mobilité, sont autant de conditions qui, au même titre que la direction oblique du trait de fracture, constituent des circonstances défavorables. Ajoutons que très souvent, en raison du voisinage d'insertions musculaires puissantes, il se fait un déplacement considérable très difficile à corriger. Les fractures avec écrasement et à plus forte raison les fractures esquilleuses compliquées de plaie peuvent se consolider avec des déplacements plus ou moins considérables ; mais très souvent, en pareille circonstance, le cal est surtout remarquable par son volume et la douleur dont il est le siège.

Avant d'aller plus loin dans l'étude des cals vicieux, il est nécessaire de décrire sommairement les phénomènes qui accompagnent en général la production et la consolidation de toute fracture.

Ainsi que l'a démontré l'anatomie pathologique, le trait de la fracture est presque toujours oblique : il en résulte que les fragments ont une tendance plus ou moins marquée au déplacement. La coaptation bout à bout absolument exacte est très-rare, à moins qu'il n'y ait engrènement, pénétration de l'un des fragments dans l'autre ou encore fracture incomplète sous-périostée comme on l'observe chez les enfants.

L'existence d'un degré plus ou moins considérable de déplacement est donc constante ; la plupart du temps, c'est le fragment inférieur qui se déplace par rapport au fragment supérieur. Tantôt il y a chevauchement suivant la longueur, de manière que le membre se trouve raccourci, tantôt les surfaces fracturées placées bout à bout ne se correspondent pas exactement sur toute leur surface, et il y a déplacement suivant l'épaisseur. Si les deux portions de l'os brisé forment un angle plus ou moins obtus, on dit qu'il y a déplacement suivant la direction. Le fragment inférieur exécute-t-il un mouvement de rotation sur son axe, le supérieur étant immobile, on a un déplacement suivant la circonférence. Ces diverses variétés peuvent offrir une infinité de combinaisons.

Il est peu de questions chirurgicales qui aient inspiré plus de travaux que l'étude des phénomènes qui accompagnent la consolidation des fractures. Il nous paraît utile de présenter ici un tableau résumé des opinions émises au sujet de la formation du cal.

1° La cicatrisation osseuse est le résultat du sang épanché au moment de l'accident. (Antoine de Heide, Hunter, Howship).

2° Un suc osseux s'épanche entre les fragments, constitue une masse molle au début, très-dure plus tard (Galien, Scultet, Haller, Dethleef, André Bonn, Villermé et Breschet.) Pour ces différents auteurs, le suc est produit par toute la surface des fragments, sans qu'ils attribuent une prédominance d'action à la moelle, au périoste, au tissu osseux ou aux parties molles avoisinantes.

3° Le périoste joue un rôle prépondérant dans la formation du cal (Duhamel-Dumonceaux, Hunaud, Daubenton, Monro, Fougeroux neveu, Bordenave, Bernard Heine, Virchow, Ollier).

4° L'union des os fracturés s'effectue par le même mécanisme que la cicatrisation des os amputés : des granulations d'abord, puis des fibres charnues et gélatineuses rétablissent la continuité (Troja, Scarpa, Bichat).

5° Pour Dupuytren, il existe deux cals bien distincts : un cal provisoire produit par l'ossification du périoste, et un cal définitif produit par un travail qui se passe dans les bouts des fragments.

6° Le cal est formé par l'ossification de toutes les parties molles qui entourent les fragments : périoste, tissu cellulaire, muscles, tendons, aponévroses; les bouts des fragments sont complétement étrangers à leur propre consolidation à toutes les époques de la formation du cal. Il n'y a pas deux cals, l'un provisoire, l'autre définitif, mais un seul et même cal, spongieux et volumineux dans la première période, compacte et dur dans la deuxième (Cruveilhier).

Voici maintenant, exposés d'une façon sommaire, les phénomènes que l'on observe pendant la consolidation des fractures.

Que les surfaces fracturées se soient déplacées suivant la longueur, l'épaisseur, la direction ou la circonférence, on trouve toujours au niveau de la fracture, un épanchement de sang, plus ou moins abondant, et de sérosité glutineuse.

Les parties molles (muscles, vaisseaux, nerfs) qui avoisinent le foyer de la fracture présentent des lésions en rapport avec l'étendue des déplacements. Elles donnent lieu, ainsi que les surfaces fracturées, à un épanchement de sang qui se coagule rapidement. Le plus ordinairement, le périoste est décollé dans une étendue notable ; rarement on le voit déchiré circulairement ; presque toujours il existe un pont ou sautoir périostique interfragmentaire qui sert à limiter le déplacement et qui prendra la part la plus active aux processus de réparation.

Vers le troisième ou le quatrième jour, les parties molles constituent autour des fragments une tumeur légèrement fusiforme, lardacée ; sous le périoste, entre les deux fragments, on voit une couche molle, pulpeuse, qui peut atteindre quelquefois plusieurs millimètres d'épaisseur. Dans les points où la surface de l'os est à nu, on note un piqueté rouge légèrement saillant produit par les canaux de Havers, dont les éléments cellulaires sont en voie de prolifération. Du côté de la moelle existent des phénomènes identiques ; elle repasse à l'état jeune ; de jaunâtre qu'elle était, elle redevient rouge.

Plus tard, vers le huitième ou dixième jour, la tuméfaction et la consistance de ce tissu ont encore augmenté. S'agit-il d'une fracture simple sous-cutanée (comme nous le supposons) l'examen microscopique montre que la vascularisation des tissus avoisinant le cal a augmenté, et que les cellules du cal périphérique s'entourent de substances cartilagineuses, tandis que les cellules embryonnaires de la partie centrale, médullaire, persistent dans leur état.

Vers le quinzième jour, le tissu cartilagineux, nouvellement formé, s'infiltre de sels de chaux, et il se fait un travail analogue à celui de l'ossification physiologique. On voit alors dans les points envahis par l'infiltration calcaire de grandes capsules cartilagineuses contenant des capsules secondaires ouvertes les unes dans les autres. Au bout d'un certain temps, se forment des espaces aréolaires dans lesquels l'os ancien envoie des prolongements vasculaires. Il n'existe pas cependant, comme le fait remarquer Cruveilhier, dans l'évolution du cal, des points d'ossification ou de production de cartilage ; toutefois, Cornil et Ranvier auraient remarqué que l'ossification débute plutôt vers les extrémités du cal.

Les éléments cellulaires, provenant du tissu osseux, ne prennent pas seuls part à la formation du cal cartilagineux ; les parties molles avoisinantes jouent à ce point de vue un rôle très-important. Cruveilhier, et plus tard Flourens, ont surtout insisté sur le rôle des muscles: pour ces deux auteurs, la transformation des muscles en cartilage serait bien plus rapide que celle des tendons, des aponévroses et même du périoste. La fibre musculaire paraît se continuer manifestement avec le cal cartilagineux, mais la transition est brusque ; on dirait d'un muscle qui s'insère sur un cartilage (Cruveilhier).

Pour cet illustre auteur, le tissu musculaire est même nécessaire à la formation du cal, et, selon lui, si les fragments de la rotule se réunissent par du tissu fibreux, c'est que cet os est isolé de toute masse musculaire.

Pour Flourens, il y a deux cals, le cal périostique permanent, vrai cal des anciens chirurgiens, et le cal des parties molles ou faux cal, qu'il nomme musculeux, parce que, dit-il, c'est principalement le tissu musculaire qui le forme. Il est démontré aujourd'hui que c'est seulement le tissu connectif des muscles qui prend part à la formation du cal. Vers le vingtième jour, le cal présente une résistance assez grande ; il est même possible de le courber assez facilement. Un peu plus tard, les régions périphériques infiltrées de sels calcaires disparaissent par résorption sans avoir subi de transformations osseuses, tandis que la portion cartilagineuse intermédiaire aux fragments s'ossifie et forme une rondelle d'épaisseur variable séparant le canal médullaire en deux portions. Au bout d'un temps généralement très-long, et surtout très-variable, un travail de résorption pourra survenir au niveau de la rondelle osseuse et permettre le rétablissement de la continuité de la cavité médullaire. Les traces de l'ancienne fracture tendent ainsi à s'effacer peu à peu, et si le déplacement a été peu considérable, après la disparition du cal périphérique (provisoire de Dupuytren), il peut être difficile de reconnaître le siège de l'ancienne lésion.

Le foyer de la fracture a-t-il été en communication avec l'air ambiant, ainsi que l'ont démontré MM. Cornil et Ranvier, les phénomènes observés sont tout différents. La moelle repasse à l'état embryonnaire, la couche profonde sous-périostée prolifère activement, les canaux de Havers s'agrandissent par résorption de substance osseuse, et l'on voit très-rapidement se former de gros bourgeons charnus qui ne tardent pas à présenter des points d'ossification. Des jetées osseuses s'étendent d'un fragment à l'autre, s'anastomosent entre elles, et bientôt circonscrivent des cavités remplies de tissu embryonnaire. L'ossification continuant, les aréoles se rétrécissent, et finalement il se produit une adhésion solide entre les deux fragments. Il y a donc ossification aux dépens du tissu embryonnaire, tandis que dans les fractures simples, nous avons vu le tissu cartilagineux précéder la formation du tissu osseux.

Tels sont les phénomènes pour ainsi dire normaux de la consolidation des fractures.

Supposons que trois des phénomènes précédemment indiqués comme accompagnant à peu près toujours les fractures, c'est-à-dire :

1° Le déplacement ;

2° La lésion des parties molles ;

3° Le processus réparateur,

se trouvent exagérés, il en résultera des consolidations vicieuses :

1° Par déplacement;

2° Par lésion des parties molles. (Irritation, compression de nerfs, vaisseaux, téguments avec plus ou moins d'exubérance du cal).

Cette classification n'est pas absolument exacte puisque très souvent, comme nous le verrons, l'exubérance du cal et la lésion des parties molles par les fragments sont dues à un degré plus ou moins prononcé du déplacement; néanmoins, il nous semble utile de la maintenir pour établir une distinction entre les cals vicieux par déplacement, susceptibles d'être guéris par des procédés orthomorphiques (ostéotomie, ostéoclasie) et les fractures dans lesquelles les vices de consolidation consistent en ulcération des téguments, irritation ou compression des fragments déplacés, ou un cal un peu volumineux. Il est clair que nous avons surtout pour but d'étudier dans notre mémoire la première catégorie de ces faits.

CALS VICIEUX DU MEMBRE INFÉRIEUR

La plupart du temps, les vices de consolidation tiennent à l'exagération du déplacement. A la cuisse, ils donnent lieu le plus souvent à des cals anguleux, saillants en avant ou en dehors, accompagnés d'un chevauchement quelquefois considérable déterminant alors un raccourcissement énorme. Le fragment inférieur subit presque toujours une rotation en dehors; par suite, les conditions d'équilibre du sujet sont complétement changées et il existe une impotence fonctionnelle marquée.

On a observé également au niveau de la partie moyenne du fémur des cals en Z. Le processus réparateur s'est toujours montré en rapport direct avec le degré du déplacement; d'autre part, la consolidation a été d'autant plus longue à s'établir que le déplacement était plus considérable.

Il importe de rappeler la communication intéressante faite par Baizeau à l'Académie des sciences (29 mai 1854), sur l'influence des fractures sur le développement des os chez les enfants. Il rapporte, en effet, qu'ayant trouvé à l'autopsie d'un enfant de cinq ans, atteint de fracture de cuisse, mort d'une affection intercurrente, une égale longueur des deux fémurs, il scia l'os brisé et fut fort étonné de trouver un chevauchement considérable. Il entreprit alors des expériences qui lui démontrèrent : 1° que les fractures avec déplacement, chevauchement, excitent le développement des os brisés et déterminent l'allongement ; 2° que les fractures sans déplacement n'ont qu'une influence nulle et très bornée sur le développement. Il insiste également sur ce fait, que chez les enfants il y a fusion intime dans le cal même pour les fractures diaphysaires.

Malgaigne s'est attaché à prouver que chez les adultes les fragments diaphysaires étaient simplement entourés et réunis par le cal, mais qu'il était toujours possible de les reconnaître.

Comme nous le disions, le cal sera d'autant plus exubérant que le sujet sera plus jeune et l'irritation plus intense. M. V. Ollier, dans une intéressante étude du cal et de ses modifications sous l'influence de l'inflammation (1864), a démontré que les mouvements répétés prolongent la période cartilagineuse et déterminent la médullisation immédiate ; s'ils sont continués longtemps, ils peuvent même produire l'absorption du cal.

Les affections générales, débilitantes, ont une action analogue. L'application de sétons donne lieu à une résorption sur le trajet et à une irritation formatrice dans les tissus avoisinants. Ainsi, l'intensité plus ou moins grande de l'inflammation pourra déterminer tantôt une exubérance, une exagération de la solidité du cal, tantôt la diminution de sa consistance. Il est évident que des corps étrangers, des esquives, par exemple, peuvent produire des effets analogues à ceux du séton.

La production de stalactites, de pointes, de becs osseux gênant souvent beaucoup les fonctions du membre, a été observée au niveau de la hanche. Ces stalactites ne présentent aucune règle dans leur disposition ; quelquefois elles paraissent se développer au niveau des insertions musculaires. Giraldès a observé d'énormes productions osseuses chez un homme de trente-neuf ans présentant une fracture datant de huit ans. Gürlt, dans la première partie de son traité (fig. 164-167), représente des faits analogues. Nous n'avons pas trouvé d'observations de cals vicieux de la cuisse avec lésion des téguments, des nerfs ou des vaisseaux.

CALS VICIEUX DE LA JAMBE. — La jambe, surtout à sa partie inférieure, est fréquemment le siège de consolidations vicieuses. Toutes les variétés de déplacements peuvent être observées ; cependant on peut dire que dans plus des trois quarts des cas, les fragments formaient un angle saillant, le plus souvent obliquement en dehors et en avant, quelquefois en dedans. La cause prédominante du déplacement (à part l'influence de la direction du trait de fracture) réside dans la contractilité et surtout la tonicité du triceps sural. Le déplacement anguleux atteignait et dépassait même, dans certains cas, un angle de 90 degrés ; si bien que chez certains malades, on voyait, pendant la marche, l'extrémité inférieure du fragment supérieur s'appuyer sur le dos du pied. Très souvent le pied était dévié latéralement, et à part un équinisme variable, il existait un renversement plus ou moins marqué du bord externe ou du bord interne du pied. Tantôt le pied et le fragment inférieur étaient déplacés en conservant leurs rapports réciproques, tantôt après des fractures du péroné avec arrachement de la malléole, l'astragale avait abandonné la mortaise tibio-tarsienne. Il en est résulté quelquefois une ascension et un enclavement de l'astragale entre le tibia et le péroné. C'est surtout dans ces faits que les anciens chirurgiens, ne pouvant redresser, pratiquaient l'amputation.

Signalons encore deux détails importants. Laugier insiste sur l'existence à peu près constante d'un pont osseux s'étendant entre les fragments et réunissant le tibia et le péroné, quelquefois à une certaine distance de la lésion. D'autre part, M. Delorme, du Val-de-Grâce, indique comme très fréquente l'existence d'un fragment tibial entre le péroné et l'extrémité inférieure du tibia. En pareil cas, la malléole externe déviée en dehors entraînant avec elle les ligaments tibio-péroniers, ceux-ci arracheraient sur le tibia un fragment osseux qui deviendrait plus tard un des principaux obstacles au redressement.

A la partie supérieure de la jambe, on a noté l'existence d'un déplacement anguleux plus ou moins saillant
en arrière, paraissant dû à l'action des muscles de la
patte d'oie. Notons dans quelques cas l'existence de douleurs extrêmement vives au niveau du cal ou irradiées à
tout le membre. La saillie du cal a déterminé fréquemment des ulcérations des téguments. Nous ne trouvons
qu'une observation de lésion nerveuse par consolidation
vicieuse. Il s'agit d'un fait rapporté par Fürlt, dans lequel Smith pratiqua une amputation pour une névralgie
interne due à l'enclavement d'un nerf dans le cal.

CALS VICIEUX DU MEMBRE SUPÉRIEUR

Humérus. — Du côté de l'humérus, différentes variétés de cals vicieux ont été observées ; tantôt le déplacement anguleux des fragments était le fait prédominant.
tantôt c'était l'ulcération des téguments qui nécessitait
l'intervention. Enfin, il est toute une catégorie de troubles anatomiques et fonctionnels spéciale aux fractures
de l'humérus. Nous voulons parler surtout de la compression du nerf radial dans un certain nombre de cas.
En 1865, M. Ollier publiait dans la *Gazette hebdomadaire* le récit d'une opération faite avec succès pour un
cas de compression du radial par un cal de l'humérus.
Depuis cette époque, Reuillet (1869), Lablancherie
(1880), Delens (1881), ont publié le récit d'opérations
analogues.

Nous nous occuperons plus loin de l'étude des symptômes et du traitement de ces lésions.

Signalons l'existence assez fréquente de stalactites osseuses très développées au niveau de l'épaule, et du coude; stalactites s'opposant le plus souvent aux fonctions de l'articulation. Au niveau du coude, c'est surtout la flexion qui est gênée; au niveau de l'épaule, la gêne des mouvements est très notable, mais compensée en partie par la mobilité de l'omoplate. Gûrlt reproduit des exemples de ces productions exubérantes (t. I, fig. 160, 161, 162, 163).

AVANT-BRAS. — Les vices de consolidation des fractures de l'avant-bras tiennent le plus souvent à ce que l'on ne s'est pas attaché à empêcher le déplacement vers l'espace interosseux. Il en résulte, dans ce cas, l'impossibilité d'exécuter des mouvements de pronation et et de supination. Dans les cas de fracture des extrémités diaphysaires du cubitus ou du radius, on a noté des troubles très variés dans les fonctions du coude, du poignet et des doigts.

Les différentes recherches faites par Bosch, Œsterlen, Jacquemin, sur la résistance du cal, ne nous paraissent pas offrir des données très importantes : la clinique nous montre, en effet, qu'il existe des différences très variables, au point de vue de la solidité, entre des cals datant de la même époque.

CHAPITRE II

OSTÉOCLASIE

MÉTHODES DE TRAITEMENT

DES CALS VICIEUX PAR DÉPLACEMENT

Un rapide examen des différents procédés employés pour remédier aux troubles d'ordres divers, résultant des cals vicieux, nous permettra de nous rendre un compte plus exact de la méthode que nous avons plus spécialement pour but d'étudier. Richard Volkmann et d'autres chirurgiens rangent sous deux méthodes bien distinctes les nombreux procédés usités dans la thérapeutique des cals vicieux. Parmi ces procédés, les uns appartiennent à la méthode non sanglante (différents procédés de redressement et d'ostéoclasie), procurent la guérison au prix d'une simple infraction ou d'une vraie fracture, complète, toujours sous-cutanée, et sans solution de continuité des parties molles : les autres ne permettent d'obtenir le résultat désiré qu'au moyen d'une section ou d'une excision osseuse ; toutes lésions dans lesquelles (même pour les ostéotomies dites sous-cutanées), il y a à peu près constamment communication du foyer opératoire avec l'air ambiant.

Présentées de cette façon et sans explications complémentaires, ces méthodes ne devraient pas permettre au chirurgien d'hésiter longtemps dans le parti à prendre, et il est clair que l'ostéoclasie, opposée à l'ostéotomie, comme méthode similaire, rivale, devrait toujours être préférée, étant donnée la gravité bien différente des fractures simples, sous-cutanées, et des fractures compliquées de plaie. Mais la question nous paraît se poser d'une façon différente ; l'ostéotomie et l'ostéoclasie, opérations orthopédiques par excellence, ont un but commun : le rétablissement de la forme et de la fonction d'un membre ; un mode d'action analogue : la production d'une solution de continuité du tissu osseux ; mais, chacune de ces deux méthodes doit présenter des indications spéciales, qui deviendront de plus en plus nettes, à mesure que les faits cliniques se multiplieront.

Méthode non sanglante

Cette méthode comprend plusieurs procédés, qui ne se différencient guère les uns des autres que par le degré de force déployé pour obtenir la correction du cal vicieux.

A-t-on affaire à un cal récent chez un enfant, il sera possible de courber les tissus encore malléables au moyen d'un effort plus ou moins grand exercé simplement avec les mains. Le sujet est-il plus âgé, le cal plus

ancien, on sera souvent obligé, pour disjoindre les fragments, de pratiquer l'extension et la contre-extension
avec ou sans autres manœuvres concomitantes. Ces
tentatives sont-elles restées infructueuses, ou a-t-on
prévu qu'elles seront insuffisantes en raison de la résistance présumée du cal, on sera obligé de pratiquer la
fracture brusque, l'ostéoclasie, au moyen de machines
plus ou moins compliquées.

Avant de pratiquer le redressement, l'infraction ou la
fracture, certains chirurgiens ont cherché, pour faciliter
la manœuvre, à ramollir le cal, soit en appliquant sur le
siège de la lésion des substances réputées émollientes,
soit en enflammant ou en diminuant la masse du cal par
des perforations, sétons, etc..., Ces dernières manœuvres, bien que ne constituant qu'un détail opératoire
accessoire, changent complètement, à notre avis, la
nature de l'opération, et permettent de la rapprocher des
procédés sanglants.

Quel qu'ait été le procédé employé, le traitement con-
sécutif varie peu ; on devra, en effet, se comporter
comme si l'on était en présence d'une fracture acciden-
telle, c'est-à-dire assurer par l'application d'un bandage
approprié, d'une extension suffisante, l'immobilisation et
le maintien de la réduction. Tels sont, rapidement résu-
més, les moyens d'action de la méthode non sanglante.

HISTORIQUE

En 1699, G. M. de la Motte (de Valognes) se trou-
vant en présence d'une fracture du fémur datant de neuf
semaines, chez un garçon de seize ans, fracture conso-

lidée avec un déplacement anguleux et un raccourcissement d'un demi-pied, fit faire de l'extension par des
aides, exerça des efforts avec les mains, redressa, et
appliqua un bandage inamovible. Il obtint une guérison
complète, sans raccourcissement, au bout de quatre
semaines.

En 16..., Johann Muys, chirurgien hollandais, ayant
à traiter un cal vicieux de la jambe chez un enfant de
huit ans, neuf semaines après la fracture, appuya vigoureusement son genou sur la saillie du cal et fractura sans
qu'il y ait eu craquement. Le malade guérit et put marcher.

Leur conduite fut imitée et bientôt les faits ne tar-
dèrent pas à se multiplier. Il nous suffira de citer, dans
les années qui suivirent, Tenhaff (17..), Bosch (1783),
Boësbier (1804), Spaeth (1809), et plus tard, Œsterlen,
Blasius. Les chirurgiens wurtembergeois, Wagner,
Rapp, Gruel, prirent une part active à l'étude des trai-
tements des cals vicieux. En France, Dupuytren, Maisonneuve; en Angleterre, Cock, Poland, Butcher,
Packard; en Amérique, Gordon Buck, Halsted, Hor-
ner, vulgarisèrent les différents procédés de la méthode
non sanglante. Actuellement, le redressement simple
pour les cals récents, sur les sujets jeunes, est devenu
d'un emploi tellement habituel que l'on ne publie même
plus les faits qui s'y rapportent. Quant au redressement
brusque, violent, à l'aide des différents ostéoclastes, on
en trouve d'assez nombreuses observations dues à Langenbeck, Volkmann, Wiblin, Billroth, Butcher, Bellamy, Hayes, J. Spence, Le Dentu, etc.

La méthode non sanglante comprend plus d'une centaine de cas, si l'on ajoute aux faits indiqués dans la statistique de Nepveu (1875) et dans la thèse de Chalot (1879) les observations nouvellement publiées. Ce chiffre n'indique certainement pas le nombre exact d'opérations, car, avant la vulgarisation de l'ostéoclasie et du redressement manuel violent, les observateurs publiaient avec soin les faits cliniques qu'ils négligent actuellement de signaler.

L'excellent traité de Gürlt, si riche en observations de toute sorte, nous offre une statistique de 98 cas, suffisamment détaillée pour ne pas présenter de l'intérêt seulement au point de vue numérique. En ajoutant à ces faits les observations publiées par d'autres chirurgiens français et étrangers, on arrive à un total de 116 cas. Leur analyse nous a fourni les données suivantes :

Le redressement et l'ostéoclasie simple ont été pratiqués 112 fois ; la plupart du temps pour rémédier à des cals vicieux des membres inférieurs :

$$95 \text{ cas} \begin{cases} \text{cuisse } 67 \\ \text{jambe } 28 \end{cases}$$

Pour le membre supérieur, il n'existe qu'un nombre assez restreint de faits ; les 17 observations que nous avons pu recueillir ne représentent certainement pas le nombre exact de tous les redressements, mais seulement celui des ostéoclasies pour cals déjà anciens et résistants.

Tandis que 5 ténotomies destinées à faciliter le redressement n'ont pas paru compliquer l'opéraation, les perforations osseuses sous-cutanées pratiquées dans le but de diminuer la résistance du cal, 1 fois par Brainard

(Chicago 1855), 2 fois par Bruns (1855) et le séton employé par Weinhold ont changé absolument les suites ordinaires de l'intervention.

Sur les 112 ostéoclasies simples ou redressements, nous ne trouvons à signaler qu'un certain nombre d'accidents plus ou moins graves, n'ayant jamais (au dire de certains auteurs) entraîné la mort (1).

C'est ainsi que des eschares sont survenues plusieurs fois au niveau des points comprimés par les bandages ou appareils ; deux fois, des abcès se sont montrés dans le cours du traitement ; et, dans un cas, un érysipèle à répétition, développé autour d'une petite écorchure, a sérieusement menacé la vie d'un malade.

Les quatre faits de Brainard, Bruns, Weinhold, mis à part, nous donnent les résultats suivants :

1 cas de mort. — Bruns (périostite diffuse ; pyohémie consécutive).

1 érysipèle avec inflammation violente de toute la jambe. — Brainard.

2 succès. — Weinhold et Bruns.

Les résultats généraux fournis par le redressement et l'ostéoclasie simple ou combinée peuvent être énoncés de la manière suivante :

(1) Il importe cependant de signaler trois faits indiqués par Malgaigne. Dans le cas le plus ancien rapporté par Ali Rodohan, médecin arabe, il s'agit d'un vieillard de 70 ans, qui s'étant mis entre les mains d'un rebouteur pour se faire rompre un cal anguleux du fémur, mourut pendant l'opération même. Margagni aurait observé des accidents graves, ayant entraîné la mort chez un médecin qui s'était fait rompre un cal vicieux de la jambe. Enfin Laugier rapporte un cas de mort survenue une heure et demie après une ostéoclasie pour cal vicieux de la cuisse.

116 opérations ont donné :

80 résultats parfaits ;

33 améliorations très-considérables au double point de vue de la correction de la difformité et du rétablissement des fonctions ;

2 résultats très-imparfaits ;

1 cas de mort. — Bruns.

Dans près des trois quarts des cas, le chirurgien a pu arriver à obtenir le résultat désiré par ses seules forces ou avec le secours de plusieurs aides.

Outre ces données générales, on peut tirer d'utiles renseignements d'une étude plus détaillée de cet ensemble d'observations.

Les 67 observations de cals vicieux du fémur ont trait, pour la plupart, à des fractures survenues sur des sujets de 10 à 25 ans, et ayant porté sur la moitié supérieure du fémur. Dans la majorité des cas, il y avait chevauchement des fragments, déplacement anguleux saillant au côté externe de la cuisse, et quelquefois une rotation en dehors du fragment inférieur. Sur 25 cas observés sur des enfants au-dessous de 10 ans, nous voyons que 12 fois le cal avait moins de 3 mois d'existence, 6 fois la fracture datait de 3 à 10 mois, et enfin dans 3 observations la fracture avait eu lieu de 10 mois à 2 ans avant l'intervention chirurgicale. 4 observations ne nous fournissent aucun renseignement à ce point de vue. Le raccourcissement a varié en général entre 1 pouce et 4 pouces. Le chirurgien a opéré 11 fois la fracture et le redressement au moyen des mains seules ; dans 5 cas, l'extension simple a réussi. Bruns (1855) a pratiqué, à

2 reprises différentes, des perforations multiples du cal au moyen d'un vilebrequin, et après avoir fracturé violemment, a obtenu un excellent résultat au bout de 10 semaines. La machine de Bosch a été employée avec succès dans un cas. La moyenne du traitement a été de 50 à 60 jours. La facilité avec laquelle des résultats très satisfaisants ont été obtenus dans tous ces cas mérite d'être signalée, surtout si on la compare à la résistance souvent étonnante que présentent, même chez de très-jeunes enfants, les incurvations ou les cals vicieux rachitiques.

Trente observations de fractures vicieusement consolidées chez des sujets de 10 à 25 ans nous montrent également que le chirurgien a pu intervenir efficacement et obtenir 16 fois un résultat parfait, 7 fois une amélioration très-notable.

Signalons, dans trois cas, la persistance d'un raccourcissement de un pouce à un pouce 3/4, et dans quatre autres, l'absence de tous renseignements sur le résultat définitif. Comparés à la statistique précédente, ces chiffres sont évidemment un peu moins satisfaisants; il semble, en effet, que les difficultés aient augmenté.

L'emploi des diverses machines est signalé plus souvent.

16 fois = 3 fois machine de Bosch, 1 celle d'Œsterlen; 3 fois les pelotes Hagedorn-Dezondi; 4 fois Jarvis; 5 fois Schneidel-Mennel.

Weinhold a employé le séton 1 fois. Dans 7 cas le chirurgien a pu opérer le redressement par ses seuls efforts; l'extension simple a réussi 7 fois. Dans tous ces faits, le raccourcissement a varié entre 2 et 5 pouces.

La durée moyenne du traitement a été de 70 à 90 jours. Dans un cas où il y avait à la fois fracture du cal fémoral et cal vicieux de la partie supérieure du fémur, la guérison se fit attendre six mois.

Chez les sujets au-dessus de 25 ans, 12 observations nous donnent : 2 résultats parfaits, 9 améliorations, et dans un cas, persistance d'un raccourcissement de 3 pouces. Quatre fois seulement les mains du chirurgien ou de ses aides ont suffi pour opérer le redressement ; 8 fois il a fallu employer différents appareils. Le raccourcissement a varié de 1 pouce 3/4 à 5 pouces ; dans un cas il atteignait 11 pouces. Le cal avait la plupart du temps de 4 à 6 mois d'existence. La durée moyenne du traitement a été de 80 à 90 jours.

Cals vicieux de la jambe. — Nous n'avons pu réunir que 26 cas de fractures vicieusement consolidées de la jambe, traitées par la méthode non sanglante. En raison de ce nombre restreint, il nous a paru inutile de décrire séparément les faits se rapportant aux enfants, adolescents et adultes; notons cependant que 7 fois les sujets avaient moins de 10 ans, 7 fois leur âge variait de 10 à 25 ans, et 12 fois, ils avaient plus de 25 ans ; le plus âgé avait 60 ans. La lésion siégeait deux fois au-dessus du milieu de la jambe, 3 fois à la partie moyenne et 11 fois à la partie inférieure.

Dans 10 cas le siège précis n'est pas indiqué. La déviation était le plus fréquemment caractérisée par un angle plus ou moins ouvert, saillant, soit en avant, soit en dedans, accompagné d'une déviation en dehors du fragment inférieur et du pied. Dans 2 cas, le malade ne pouvait s'appuyer que sur le bord externe du pied et la malléole externe ; d'autres fois, l'extrémité inférieure du fragment supérieur venait à chaque pas s'appuyer sur le dos du pied. Le raccourcissement a varié entre 1 pouce et 1 pouce 1/2 ; l'impotence fonctionnelle était constante et presque toujours le malade ne pouvait continuer l'exercice de son état. Les tentatives de redressement manuel et d'extension simple échouèrent souvent et l'on fut obligé de recourir à différents ostéoclastes (Blasius, Bosch, Jarvis, Rizzoli, Collin). L'emploi plus fréquent de ces appareils s'explique si l'on considère que, dans la majorité des cas, il s'agissait d'adultes et que souvent l'on avait affaire à de vieux cals : 5 fois, ils dataient de 2 ans. Le bandage de Dupuytren pour les fractures du péroné fut employé 3 fois avec succès. Enfin, 4 fois, l'on sectionna le tendon d'Achille ; dans un cas, Bonnet pratiqua la ténotomie des tendons d'Achille, du fléchisseur commun, et la section de toute la masse musculaire environnant les fragments.

Rappelons le cas de mort signalé au début de cette étude et survenu entre les mains de Bruns, après des perforations osseuses sous-cutanées pratiquées au niveau de l'angle saillant formé par le cal. Considérées au point de vue des résultats, ces opérations nous donnent 11 guérisons complètes, 7 améliorations notables et 1 résultat incomplet, à cause de la persistance de douleurs très vives et d'un certain degré de raccourcissement. La durée moyenne du traitement a été relativement longue, de 3 mois à 4 mois 1/2 ou 5 mois.

CALS VICIEUX DU MEMBRE SUPÉRIEUR. — Bien que les fractures du membre supérieur suivies de cals vicieux par déplacement soient assez fréquentes, nous n'avons pu en rassembler qu'un petit nombre :

12 cas : — 4 bras, — 8 avant-bras.

En ce qui concerne les cals vicieux de l'humérus, nous voyons que 3 des sujets avaient moins de 2 ans, le 4° était âgé de 48 ans. Pour les cals vicieux de l'avant-bras, nous avons trouvé 4 fois des adolescents âgés de 10 à 25 ans, et 4 fois des individus âgés de plus de 25 ans. Nous aurions ajouté à ces faits ceux qui se trouvent rapportés par Dupuytren dans ses *Cliniques*, mais il s'agit plutôt là d'une régularisation dans le travail de consolidation osseuse que d'une véritable intervention dans le but de parer aux inconvénients résultant d'un cal solide et résistant.

Si nous n'avons pu réunir un plus grand nombre d'observations, cela tient probablement : 1° à ce que la plupart des cas ne paraissent pas mériter d'être publiés, à cause de leur simplicité ; 2° à ce que l'impotence fonctionnelle résultant d'un cal vicieux de l'humérus ou même de l'avant-bras ne met que rarement le malade dans l'impossibilité de gagner sa vie. L'élément difformité est ici de peu d'importance, et pourvu que les mouvements des doigts et de la main persistent, le malade ne viendra pas réclamer les soins du chirurgien.

Humérus. — Chez les trois enfants, le cal avait 2 mois 1/2, 4 mois, et 6 mois d'existence ; le déplacement existait surtout en avant et en dehors. Le redressement manuel suffit ; mais dans un cas, la nouvelle fracture eut lieu au-dessus de la masse du cal ; deux fois résultats parfaits ; une amélioration.

Durée du traitement : 25 à 30 jours. Dans un cas il s'agissait d'un adulte de 48 ans porteur d'un cal datant de 6 mois et ayant succédé à une fracture siégeant à un travers de main au-dessus du coude. Le malade ne pouvait gagner sa vie. Le cal fut rompu au moyen de l'ostéoclaste de Bosch, et, quatre semaines plus tard, l'ouvrier pouvait reprendre son travail.

Avant-bras. — Le siège de la lésion est indiqué seulement trois fois ; deux fois a la partie moyenne, une fois 3 pouces au-dessus du poignet. Le radius était fracturé isolément dans un cas ; les désordres fonctionnels ont été très-variables. Signalons l'impossibilité d'exécuter les mouvements de pronation et supination, la fixation de la main dans la pronation, l'impossibilité de fermer la main, une gêne considérable dans les fonctions de l'articulation radio-carpienne, résultant d'un déplacement anguleux et du chevauchement variable des fragments. Sept fois le cal datait de 3 à 6 mois ; dans un seul fait, il avait deux ans d'existence. Le chirurgien n'eut pas besoin de recourir à l'emploi des machines, mais dut déployer une force assez considérable pour opérer le redressement. Quatre fois la guérison parfaite fut obtenue, deux fois, il y eut amélioration, et, dans deux cas, le résultat définitif n'est pas indiqué.

Les faits cliniques précédemment analysés nous conduisent à formuler les conclusions suivantes :

CONCLUSIONS

Dans la majorité des cas, les cals vicieux peuvent être traités avantageusement par le redressement ou l'ostéoclasie.

La statistique ne donne pas de mortalité, si ce n'est pour le fait particulier de Bruns. (Perforations osseuses sous-cutanées).

Chez les enfants au-dessous de 10 ans, on devra tou_
jours tenter la méthode non sanglante ; en pareil cas, le
redressement est incontestablement plus facile que chez
les adolescents et les adultes.

La résistance du cal croît avec son ancienneté et avec
l'âge du sujet ; mais on ne peut formuler aucune règle
fixe. Un cal de 6 mois peut être dur et éburné à ce point
que l'ostéotomie sera seule praticable, tandis que chez
un sujet de même âge, un cal de 2 ans pourra souvent
être fracturé par un effort plus ou moins grand.

Les cals avec déplacement anguleux, légers, situés
sur la continuité de la diaphyse, sont particulièrement
favorables à l'ostéoclasie.

On ne peut fixer de dates précises comme limites de
l'emploi de la méthode non sanglante. Dupuytren
croyait qu'après 2 mois le redressement était très-diffi-
cile ; Œsterlen et Bosch pensaient qu'au-delà de
6 mois 1|2 la fracture était impossible ; cependant nous
voyons qu'on a réussi à fracturer des cals datant de
21 mois (Spence), de 2 ans et même de 4 ans (Billroth).

Le chirurgien devra de préférence recourir aux efforts
manuels ; en cas d'insuccès, il aura recours aux différents ostéoclastes. Ceux-ci ont donné des résultats à peu
près identiques (*).

(*) Notre excellent collègue et ami le docteur Prof^r Robin
a imaginé un ostéoclaste extrêmement puissant et permettant
d'agir avec beaucoup de précision. Les résultats avantageux
que son emploi a fournis dans le traitement du genu valgum
nous permettent d'espérer que l'usage de cet appareil se gé-
néralisera.

CHAPITRE III

MÉTHODE SANGLANTE

Les différents procédés opératoires que nous avons à décrire ne sont pas autre chose que des opérations orthomorphiques (Ollier) ou anaplastiques (Verneuil).

L'anaplastie chirurgicale est synonyme de chirurgie réparatrice dans l'acception la plus large du mot. C'est l'art de pallier ou de masquer les difformités congénitales ou accidentelles, quels qu'en soient le siége, la forme, l'espèce, la cause ; de restaurer la figure altérée des organes, de rétablir enfin les fonctions compromises par des lésions anciennes, permanentes, et incurables par les seules forces de la nature. (Verneuil. Art. Anaplast. *Dict. encyclop. des Sciences méd.*, tome IV.)

A ces différents points de vue, l'ostéotomie, section osseuse simple à ciel ouvert ou sous-cutanée et l'ostéectomie, section accompagnée de l'excision d'une rondelle ou d'un coin osseux méritent évidemment de prendre place parmi les opérations orthomorphiques. L'ostéotomie cunéiforme n'est véritablement pas autre chose qu'une résection dans la continuité ; cependant quelques auteurs prétendent que cette dernière dénomination doit seulement s'appliquer aux opérations dans lesquelles on pratique l'ablation de parties malades.

En définitive, on peut dire que l'ostéotomie appliquée au traitement des cals vicieux est tantôt une section, tantôt une résection anaplastique ou orthomorphique portant sur la continuité des os longs.

HISTORIQUE

L'emploi de l'ostéotomie pour cals vicieux remonte à l'époque la plus reculée. Paul d'Ægine et Albukasis la pratiquèrent en se servant de la scie ou des tenailles incisives.

Plus tard, au moyen âge, Guy de Chauliac se montra complètement opposé à une pareille intervention et c'est à peine s'il déplore la mort d'un philosophe qui avait succombé aux suites de l'opération « pour n'avoir pas su demeurer clopinant ». En 1685 ou 1686, au dire de Velpeau, un chirurgien français du nom de Larroque, réséqua avec succès quatre travers de doigt du corps des deux os de chaque jambe fracturée, dont la consolidation était accompagnée de douleurs terribles. Hilden, chirurgien grison, aurait à peu près vers la même époque, conseillé la rescision du cal avec des tenailles dans un cas de fracture par arme à feu. Mais les premières opérations régulières datent véritablement du commencement de notre siècle.

En 1815, nous voyons un chirurgien français, Lemercier, pratiquer la résection d'une certaine portion de l'extrémité des deux fragments d'une fracture de jambe vicieusement consolidée. Signalons en passant que l'opération aurait pu être avantageusement remplacée par le redressement, l'infraction; en effet, il s'agissait, dans ce cas, d'un cal vicieux de 40 jours, chez un enfant de deux mois.

En 1821, Wasserführ (de Stettin) fit une simple section pour remédier aux inconvénients résultant d'un cal vicieux fémoral de 16 semaines, chez un enfant de 5 ans. Warren (1823), Clémot, Riecke, etc...., et plusieurs autres chirurgiens publièrent dans les années qui suivirent, des observations de faits analogues. Le journal *Deutsche Klinik*, de 1854-56, contient des observations de Langenbeck, Mayer; en même temps que se publiaient ces faits, une présentation de malade par Robert à la Société de chirurgie (1855), donnait lieu à une discussion remarquable à laquelle prirent part Guéniot, Larrey, Gerdy, Maisonneuve, Laborie et Richard. Sauf Laborie, tous les assistants furent d'avis de recourir au redressement brusque et aux appareils orthopédiques à l'exclusion de la résection. Malgré les faits favorables publiés par quelques chirurgiens, l'ostéotomie était rarement pratiquée en raison des dangers auxquels elle exposait ; loin d'être regardée comme une intervention raisonnée et nécessaire, elle était plutôt considérée comme le fait d'une chirurgie audacieuse. Cette hésitation se comprend et s'explique parfaitement si l'on songe que la lésion pour laquelle on intervenait ne menaçait nullement la vie du malade.

Actuellement, grâce aux heureux changements apportés par le pansement antiseptique dans la pratique chirurgicale, l'ostéotomie, en tant que méthode générale de traitement des difformités des membres (genu valgum, incurvation rachitique, pieds bots...) gagne constamment du terrain, et si en France on l'emploie encore timidement, à l'étranger, les faits se multiplient chaque jour. Il importe cependant de ne pas se laisser entraîner trop facilement par les brillantes statistiques publiées récemment, et de ne pas oublier que la méthode non sanglante exposera toujours à des dangers moindres que l'ostéotomie la plus antiseptique, et devra lui être préférée toutes les fois que son emploi permettra d'atteindre le même but. Nous nous sommes efforcé de démontrer dans notre travail que pour certaines variétés de cals vicieux, l'ostéotomie devait être pratiquée à l'exclusion de tout autre procédé orthomorphique, à cause de l'excellence des résultats et de son innocuité relative.

OSTÉOTOMIE

Bien que nous n'ayons pas à faire une description minutieuse des différentes variétés d'ostéotomie, il nous semble cependant nécessaire de faire connaître en quelques lignes les modifications qu'elle a subies depuis les premières opérations de Lemercier et de Wasserführ.

La section osseuse fut d'abord linéaire et pratiquée à ciel ouvert (1); puis la nécessité d'enlever un fragment osseux pour opérer le redressement complet s'imposant

---

(1) Cependant Lemercier avait fait, en 1815, l'excision d'une certaine portion des deux fragments de la fracture.

à l'opérateur, on pratiqua l'ostéotomie cunéiforme (Clémot 1835), nummulaire, trapézoïde...

Les dangers inhérents à l'opération engagèrent les chirurgiens à se placer dans de meilleures conditions.

En 1854, nous voyons Langenbeck préconiser l'ostéotomie sous-cutanée. Cette dernière dénomination, exacte si la section simple est seule pratiquée, n'est certainement pas justifiée, quoi qu'en ait dit Langenbeck, lorsqu'on pratique l'ablation d'un coin osseux. Ce même chirurgien et Mayer (Wurtzbourg) combinèrent l'ostéotomie et l'ostéoclasie. Sectionnant d'abord l'os à moitié, il complétait la solution de continuité après la disparition des phénomènes inflammatoires. Nussbaum (Munich) emploie lui aussi l'ostéotomie combinée. Quant à R. Volkmann, Billroth, Wahl, ils redressent immédiatement, achevant par la fracture la section commencée à la scie ou au ciseau. Beckel (1879) se montre opposé à cette méthode et s'attache à démontrer que l'ouverture du canal médullaire par la section complète, n'a jamais déterminé d'ostéo-myélite, et qu'il est à craindre que l'ostéoclasie complémentaire n'expose à des fissures, des esquilles plus ou moins dangereuses. On se préoccupe beaucoup moins actuellement de pratiquer des opérations sous-cutanées ; le pansement de Lister rigoureusement appliqué mettant à l'abri des accidents résultant du contact de l'air. On cherche de préférence à favoriser par le drainage, des incisions appropriées, l'écoulement des liquides septiques, et la facile désinfection de la plaie.

Le manuel opératoire varie évidemment dans chaque cas particulier ; cependant on peut dire qu'il se compose essentiellement de trois temps ; comprenant : 1° la section des parties molles; 2° la section du tissu osseux; 3° le maintien de la réduction au moyen d'un appareil ou d'un bandage approprié.

Premier temps. — Le malade étant anesthésié, l'ischémie est obtenue soit par le procédé de Lister, soit au moyen de la bande d'Esmarck.

On fait la section des parties molles, tantôt au niveau de la saillie du cal, tantôt à une certaine distance lorsqu'on veut, par exemple, pratiquer l'ostéotomie sous-cutanée. Très souvent, lorsqu'on veut réséquer un fragment osseux un peu volumineux, on est obligé de faire une incision en T ou en H au lieu de se contenter d'une simple incision linéaire.

Il est facile ensuite d'arriver jusqu'au périoste, la saillie du cal n'étant la plupart du temps séparée de la peau que par une faible épaisseur de tissu. Le périoste nettement incisé, est décollé ensuite avec la rugine d'Ollier ou tout autre instrument, sur toute l'étendue de la surface osseuse à réséquer. Il est très important de conserver une gaîne périostique intacte; on se met ainsi à l'abri des hémorrhagies ; plus tard, cette gaîne peut s'opposer à la production de fusées purulentes, si la suppuration survient ; enfin, elle concourt activement au processus de consolidation.

Deuxième temps. — On pratique ensuite, suivant l'indication, soit la simple section osseuse, soit la résection d'un fragment cunéiforme, nummulaire.....

Les instruments destinés à pratiquer ce temps de l'opération ont beaucoup varié : ils peuvent être divisés en 3 catégories, les scies, les perforateurs, les ciseaux et ostéotomes. Parmi les scies, on s'est servi, au début, de la scie ordinaire, puis de la scie à chaîne, de la scie de Pelikan, de la scie de Langenbeck, de l'ostéotome de Bernard Heine, vanté par Walter. M. le professeur Ollier a présenté à la Société de Chirurgie (1879) une scie circulaire de petit calibre qui est mise en mouvement par un grand volant auquel elle est rattachée par une courroie de caoutchouc. Le chirurgien tient à la main le manche de la scie et tire un peu sur la courroie pour se placer en bonne position; la scie, mise en mouvement, tourne avec une très grande rapidité et il est possible de sectionner l'os dans tous les sens sans l'ébranler, sans contusionner la moelle osseuse. Pendant notre internat à la clinique chirurgicale, nous avons vu M. Ollier l'employer fréquemment et très avantageusement ; cependant, son emploi paraît exiger beaucoup d'attention et d'habileté si l'on veut éviter de dangereuses échappées. On reproche aux différentes scies de lacérer plus ou moins les parties molles de chaque côté de l'os ; de laisser dans la plaie des particules osseuses capables d'entraîner plus tard la suppuration. Mayer recommande de débarrasser soigneusement la plaie de toutes ces poussières à l'aide d'injections poussées vigoureusement. Les tréphines, perforateurs, drilles, ont été employés par Langenbeck, Brainard dans le but de favoriser l'ostéoclasie ou l'ostéotomie. Ces instruments sont aujourd'hui laissés de côté et la plupart des chirurgiens, Volkmann, Beckel, entre autres, recourent aux ciseaux ou à l'ostéotome.

Dans son travail remarquable sur l'ostéotomie (1882), Mac Ewen insiste sur le choix des instruments à ostéotomies. Il se sert de ciseaux ayant pour la plupart 3 millim. à la base du biseau et larges de 13 millim. La largeur du ciseau choisi doit toujours être moindre que celle de l'os à sectionner ; la qualité de l'acier et la trempe sont d'une très-grande importance, si l'on ne veut pas s'exposer à briser la pointe de l'instrument dans le tissu osseux (1). Mac Ewen emploi le ciseau pour « peler, raboter et enlever des coins d'os ». Pour les incisions simples, ou pour pratiquer des ouvertures en forme de coins sans ablation d'os, il emploie l'ostéotome. Celui-ci est un instrument du genre ciseau, taillé en biseau sur ses deux faces et ressemblant à un coin très-allongé. Le sommet est tranchant, et la base répond à la jonction du manche et de la lame. Si l'os à sectionner est épais, il se sert de trois ostéotomes d'épaisseur progressivement décroissante, de telle sorte que le plus épais, employé le premier, permet d'en introduire un second plus mince à une plus grande profondeur. Un maillet solide, en bois de gaïac ou en acier, est souvent nécessaire, en raison de la résistance du cal. Il importe d'être sûr de ses instru-ments, aussi bien au point de vue de la trempe et du tranchant qu'au point de vue de leur complète asepticité.

Signalons encore un détail pratique qui nous paraît avoir son importance. Pour éviter tout ressaut, toute secousse et avoir cependant un plan solide, ferme et ré-sistant, le chirurgien de Glascow conseille de placer le membre à opérer sur un coussin modérément rempli de sable légèrement humecté. Il prétend avoir retiré de

(1) Cet accident survenu à Billroth, Beckel et à un chirurgien anglais n'a cependant pas donné lieu à des suites sérieuses.

l'emploi de ce moyen de grands avantages au point de vue de la sûreté et de la facilité de la section osseuse. Que la section ait été complète, ou que l'on ait combiné l'ostéoclasie et l'ostéotomie, l'opération terminée, on pansera la plaie en s'entourant de toutes les précautions antiseptiques. La plaie sera suturée en totalité ou en partie. Dans ce dernier cas, on laisse un orifice pour le passage d'un drain.

Troisième temps. — Le pansement fait, on maintiendra la coaptation au moyen d'un bandage inamovible, et, la plupart du temps, c'est à la demi-gouttière postérieure plâtrée que l'on devra recourir. Veut-on obtenir la disparition complète du chevauchement qui n'a pas été immédiatement et entièrement corrigé ? l'application d'un appareil à extension pendant un temps variable, puis d'un bandage plâtré, permettra d'obtenir de bons résultats. Notons enfin que la surveillance la plus attentive est recommandée par tous les auteurs pendant la durée du traitement jusqu'à la complète consolidation. On se trouvera bien également de l'emploi de l'électricité, des douches, massages, dans le cas d'atrophie marquée, ou de raideurs articulaires.

Tels sont, en résumé, les principaux temps de l'opération, quelle que soit la difformité pour laquelle on la pratique.

Nous ne pouvons passer sous silence le résultat de quelques recherches de Mac Ewen sur le processus réparateur des plaies d'ostéotomie. D'après cet auteur, il y aurait organisation du caillot sanguin, qui occupe généralement l'espace compris entre les surfaces de section.

Si on enlève le tissu cellulaire qui tend à faire hernie à travers la plaie, de manière à laisser une petite cavité qui soit comblée par le caillot sanguin, on voit des cellules épithéliales étendues à la surface du caillot former un pont qui va d'une lèvre de la plaie à l'autre.

Si le caillot dépasse le niveau de la plaie, l'épithélium se développe comme précédemment, mais s'enfonce dans le caillot, réséquant en quelque sorte tout ce qui se trouve au-dessus du niveau. Dans les deux cas, la lame épithéliale se nourrit aux dépens du sang coagulé. Il n'y a pas cicatrisation par tissu de granulation : « la plaie guérit sans présenter à aucun moment une surface vive ». Mac Ewen admet que ce mode de cicatrisation par organisation du caillot est beaucoup plus rapide et doit être préféré ; il conseille, en conséquence, de faire une toilette soigneuse de la plaie, d'exciser avec des ciseaux courbes le tissu cellulaire trop abondant chez certains sujets, afin d'avoir dans la plaie un creux rempli de sang coagulé destiné à s'organiser plus tard.

Cette description sommaire de l'ostéotomie nous a paru nécessaire avant l'étude détaillée de l'emploi de cette méthode, spécialement dans le traitement des cals vicieux.

De même que nous nous sommes constamment appuyé sur des observations dans notre examen de la méthode non sanglante, de même, pour l'ostéotomie, nous avons analysé tous les faits qu'il nous a été possible de recueillir. La rareté relative de pareilles opérations nous a engagé à dresser un tableau statistique suffisamment détaillé des observations publiées, et à donner in-extenso les observations inédites que nous devons à l'obligeance de MM. les professeurs Ollier et Poncet. Il nous paraît logique de placer d'abord les faits et d'indiquer ensuite les résultats que nous a donnés leur analyse.

OSTÉOTOMIE POUR CALS VICIEUX DE LA CUISSE

OBSERVATIONS

NOM DE L'OPÉRATEUR / DATE DE L'OPÉRATION	AGE SEXE DE L'OPÉRÉ	DATE, SIÈGE, SYMPTOMES DE LA LÉSION	TRAITEMENT	RÉSULTATS
Vasserführ (Stettin) 1821. N° 1.	5 ans. Homme.	Fracture à quatre travers de doigt au-dessous du grand trochanter. Saillie anguleuse en dehors moindre d'un angle droit. Raccourcissement : 1 main 1/2. 4 mois.	Section (scie fine) du tiers de l'épaisseur du cal. Rupture du reste. Extension et contre-extension. Bandage à attelles. Suppuration. Après 6 semaines, exfoliation d'une rondelle osseuse et d'une seconde un peu plus tard.	Guérison. Au bout de 3 mois, plus de raccourcissement. Marche normale.
Riecke (Tubingue) 1826. N° 2.	20 ans. Homme.	Fracture transversale à la partie moyenne du fémur. Forte courbure en dehors. Le fragment inférieur fait saillie sous la peau. Cal très difforme. Raccourcissement : 1 pied. Marche possible seulement avec béquilles, néanmoins très pénible et douloureuse. Plus de 8 semaines.	Section à la scie de la moitié du cal ; la section est achevée au maillet et ciseau. Résection d'une portion de l'extrémité arrondie du fragment inférieur. Appareil de Dzondi. Suppuration formidable. Issue de grands morceaux nécrosés.	Au bout de 8 mois, longueur égale des deux membres inférieurs. Disparition de la difformité du cal.
Clémot 1834. N° 3.	Enfant.	Fracture de cuisse au moment de la naissance.	L'extension pratiquée plusieurs mois échoua. Résection (petite scie) d'un coin osseux pris au niveau de l'angle, lequel pouvait être de 120°. Facilité de la contention des fragments.	70 jours plus tard, l'enfant est ramené et présente une cuisse redressée, mais plus courte que celle du côté opposé. Le membre jouissait de tous ses mouvements.

NOM DE L'OPÉRATEUR DATE DE L'OPÉRATION	AGE SEXE DE L'OPÉRÉ	DATE, SIÉGE, SYMPTOMES DE LA LÉSION	TRAITEMENT	RÉSULTATS
Clémot 1835. N° 4.	27 ans. Homme.	Fracture un peu au-dessus de la partie moyenne ; consolidation à angle de 130°, le sommet faisant saillie en dehors et en avant. Le membre était raccourci de 5 pouces, la jambe et le pied portés en dedans. Impotence fonctionnelle. 14 mois.	Inutiles tentatives de redressement. Résection cunéiforme aux dépens de l'angle. Le membre est placé sur un appareil à double plan incliné. 70 jours après, le malade fut enlevé de l'appareil et placé dans un lit, le jarret portant sur des coussins, de manière à avoir une demi-flexion de la jambe sur la cuisse.	Membre très utile dans la suite. Claudication à peine sensible.
Ulmann et Adelmann (Marbourg) 1837. N° 5.	5 ans. Homme.	Fracture à 3 pouces au-dessous du grand trochanter. Angle saillant en dehors, 4 pouces de raccourcissement. Plusieurs mois.	Section (scie à chaîne). Extension permanente (Appareil de Hagedorn).	Mort au bout de 24 heures, précédée de convulsions brusques. L'autopsie permet de constater un épanchement considérable dans le ventricule moyen du cerveau. Caillots sanguins de 1 once entre les deux fragments.
Placido Portal (Palerme) 1840. N° 6.	55 ans. Femme.	Fracture au 1/3 supérieur, réunion anguleuse. 40 jours.	Tentatives inutiles pour la rupture du cal. Résection de 1 pouce 1/2 du fragment supérieur et d'un 1/2 pouce du fragment inférieur (scie à chaîne). Extension permanente. Gangrène de la plaie.	Au bout de 55 jours, guérison. Raccourcissement : 2 travers de doigt.

NOM DE L'OPÉRATEUR DATE DE L'OPÉRATION	AGE SEXE DE L'OPÉRÉ	DATE, SIÈGE, SYMPTOMES DE LA LÉSION	TRAITEMENT	RÉSULTATS
Gay (Londres) 1850. N° 7.	40 ans. Homme.	Fracture au 1/3 supérieur. Saillie en avant et en dehors. Raccourcissement : 4 pouces. 1 an.	Deux applications de moufles à intervalle de deux jours. Après chaque rupture du cal, reproduction de la difformité par l'action musculaire. A cause de cela, résection de 1 pouce 1/2 du fragment supérieur et de 1 pouce du fragment inférieur. La jambe est fortement placée dans l'abduction sous l'influence du rapprochement des fragments. Ouverture de plusieurs abcès. Mauvais état général.	10 semaines plus tard, amputation. Mort du choc opératoire. *Autopsie*. Tubercules pulmonaires. Nécrose des fragments fracturés.
Horner (Philadelphie) 1850. N° 8.	Adulte. Homme.	Fracture consolidée à angle saillant en dehors. Raccourcissement : 4 pouces. 18 mois.	Section de l'extrémité oblique des deux fragments. Le chevauchement est détruit au moyen d'une vigoureuse extension avec des moufles. Il ne reste plus qu'un raccourcissement d'un 1/2 pouce. Au bout de 36 heures, état typhique sous l'influence de la mortification du membre.	Au bout de 4 jours, mort. Pas d'autopsie. Le membre était emphysémateux jusqu'à la partie supérieure de la cuisse, et il s'écoula une grande quantité de sang coagulé.
Bruns 1851. N° 9.	10 ans. Homme.	Fracture au-dessous du petit trochanter. Saillie anguleuse de 130° à pointe dirigée en avant et en dehors avec forte rotation en dedans du fragment inférieur. Raccourcissement : 6 centimètres. Marche très pénible. Claudication très prononcée. 6 mois 1/2.	Inutiles tentatives de fracture avec l'ostéoclaste. Résection d'un coin de 2 centimètres de hauteur et de 2 centimètres 1/2 de base, ne comprenant pas toute l'épaisseur de l'os, au moyen d'une petite scie à refendre ; puis rupture et redressement. Le jour suivant, appareil à extension ; suppuration abondante ; fièvre intense ; diarrhée, délire sans frisson, point de côté.	Au bout de quatre jours, mort. Nombreux abcès dans les deux poumons, les uns miliaires, les autres de la grosseur d'un petit pois et d'un haricot. On en trouve aussi dans la rate. Nécrose de la surface coupée de l'os. Infiltration purulente dans le fragment inférieur. Caillot puriforme au niveau de la réunion des deux veines iliaques primitives.

NOM DE L'OPÉRATEUR DATE DE L'OPÉRATION	AGE SEXE DE L'OPÉRÉ	DATE, SIÉGE, SYMPTOMES DE LA LÉSION	TRAITEMENT	RÉSULTATS
Linhart et Mayer (Wurtzbourg) 1857. N° 10.	2 mois. Homme.	Fracture près des condyles avec saillie anguleuse convexe en dedans, simulant le genu valgum. Raccourcissement : 1 pouce. Libre mobilité du genou et de la hanche. Fracture intra-utérine.	Section oblique avec l'ostéotome de haut en bas et de dehors en dedans, puis section (Egohine) de la pointe du fragment supérieur. Extension. Jusqu'au 5° jour, assez bon état, puis fièvre ascensionnelle. Dyspnée due à une pneumonie pyohémique.	Au bout de 6 jours, mort. Infiltration purulente sous-périostée presque jusqu'à la hanche. Pleurésie et péricardite purulente.
Diana 1858. N° 11.	24 ans? Femme.	Fracture au 1/3 supérieur. Double saillie anguleuse, l'une de 140° à pointe dirigée en dehors, l'autre de 160° à pointe en avant. Cal volumineux. Mobilité incomplète du genou. Raccourcissement : 6 centimètres. 7 mois.	Inutiles tentatives de rupture avec l'ostéoclaste, même après avoir fait des perforations osseuses sous-cutanées. Section (scie) d'un coin de 1/4 de pouce de base, de 3/4 de hauteur et de 1 pouce 1/2 de longueur. Appareil à traction. Fièvre intense. Erysipèle. Amélioration après 16 jours, mais symptômes pyohémiques.	Au bout de 32 jours, mort. Nombreux abcès dans le cerveau, le poumon, les reins, la rate. Pus dans la veine iliaque primitive jusqu'à la fémorale ainsi que dans les petites veines de la cuisse.
Maunder 1876. N° 12.	Adulte. Homme.	Fracture consolidée à angle très marqué ; renversement complet du pied en dehors.	Section du corps de l'os (ciseau et maillet). Le pied est ramené en bonne position. Pansement de Lister. Réunion par première intention.	6 semaines après, consolidation complète.
Trendelenbourg 1879. N° 13.	21 ans. Homme.	Fracture oblique au 1/3 inférieur. Forte coudure à convexité antéro-externe. Rotation en dehors du fragment inférieur ; le cal chevauche sur les condyles dont le diamètre transverse est augmenté. La flexion du genou n'est possible que jusqu'à 45°. Raccourcissement : 8 centimètres.	Inutiles tentatives d'ostéoclasie. Ostéotomie (ciseau) sous-périostée. Drainage. Sutures. Pansement de Lister. Immobilisation et extension avec le plan de Volkmann. Réunion par première intention.	Résultat fonctionnel parfait. Raccourcissement : 4 centimètres 1/2 à 5 centimètres. Mobilité du genou comme à l'entrée.

OSTÉOTOMIE POUR CALS VICIEUX DE LA JAMBE

OBSERVATIONS

NOM DE L'OPÉRATEUR / DATE DE L'OPÉRATION	AGE SEXE DE L'OPÉRÉ	DATE, SIÉGE, SYMPTOMES DE LA LÉSION	TRAITEMENT	RÉSULTATS
Lemercier. 1815. N° 14.	X. Homme.	Fracture de la jambe gauche guérie avec incurvation. 40 jours.	Résection à la scie d'environ 3 centimètres de l'extrémité des deux fragments.	3 semaines plus tard, état excellent.
Warren (Boston) 1833. N° 15.	22 ans. Homme.	Cal vicieux du tibia. 9 mois.	Résection d'un coin de 2 centimètres de base aux dépens de la partie saillante. Fracture du péroné avec les mains, Extension.	4 semaines plus tard, guérison complète.
J. Korzeniewski (Vilna) 1833. N° 16.	30 ans. Homme.	Fracture de jambe à la partie moyenne. Cal très épais, courbé à angle obtus : la pointe du pied est fortement dirigée en dedans par suite de la rotation du fragment inférieur. Le creux plantaire regarde en dehors. Impotence fonctionnelle absolue. 7 mois.	Incision en H. Résection d'un coin de 2 centimètres de base aux dépens du tibia avec la scie convexe de Pélikan. Rupture du cal du péroné par une forte extension. 4 heures après, hémorrhagie. Dans les premiers jours, fièvre intense, suppuration. Exfoliation de nombreuses esquilles. Extension permanente.	Le traitement dura 6 mois ; le 7e, le malade put reprendre toutes ses occupations, danser et monter à cheval.
Portal (Palerme) 1837. N° 17.	32 ans. Homme.	Réunion anguleuse après fracture siégeant au 1/3 moyen de la jambe gauche. 33 jours.	Tentative infructueuse de rupture du cal. Résection d'un coin osseux d'environ un pouce avec la scie à chaîne. Extension. Réunion par première intention.	48 jours plus tard, guérison complète. Raccourcissement très minime.

NOM DE L'OPÉRATEUR DATE DE L'OPÉRATION	AGE, SEXE DE L'OPÉRÉ	DATE, SIÉGE, SYMPTOMES DE LA LÉSION	TRAITEMENT	RÉSULTATS
Parry (Indianopolis) 1838. N° 18.	23 ans. Homme.	Fracture du tibia à sa partie moyenne et du péroné 2 centimètres au-dessous. Consolidation à angle droit. Impotence fonctionnelle absolue. 7 ans.	Résection d'un coin du tibia et du péroné. Section à la scie d'un pont osseux réunissant les deux os fracturés.	13 jours plus tard, légère tendance à la reproduction du déplacement supprimé par l'opération, 6 semaines plus tard, exeat. Grande amélioration.
Aston Key. 1838. N° 19.	Adulte. Homme.	Fracture par coup de feu avec perte de substance considérable ayant porté sur le 1/3 supérieur du tibia droit. Consolidation à angle saillant en dehors. Le talon est tiré par en haut de 1 pouce 1/2. Le malade marche sur l'éminence thénar du pied. X.	Simple section à la scie à chaîne et à la scie ordinaire. Redressement. Bandage à attelles. On combat la tendance au déplacement au moyen de compresseurs placés l'un au-dessous du genou, l'autre au-dessus des malléoles. Peu de réaction.	3 mois de traitement. Guérison. Très grande amélioration.
Stewens (New-York) 1839. N° 20.	14 ans. Homme.	Partie inférieure de la jambe saillie presque à angle droit ouvert en dedans et en arrière. 8 ans.	Résection d'un coin de l'angle formé par le tibia et le péroné. Ténotomie sous-cutanée du tendon d'Achille. Extension. Rapprochement des fragments. Appareil d'Annesbury. Bandage amidonné.	Pas de réunion Amputation un an plus tard.
Mutter (Philadelphie) 1840. N° 21.	23 ans. Homme.	Consolidation vicieuse (chevauchement anguleux des fragments) après fracture compliquée. Raccourcissement : 3 pouces 1/2. Le talon ne peut appuyer sur le sol. 10 mois	Résection d'un 1/2 pouce du fragment supérieur et à peu près de 1 pouce du fragment inférieur. Section d'un pont osseux, réunissant les fragments. Suppuration franche mais profuse.	10 semaines plus tard, marche sans difficulté. Raccourcissement : 1 pouce 1/2.

NOM DE L'OPÉRATEUR DATE DE L'OPÉRATION	AGE SEXE DE L'OPÉRÉ	DATE, SIÉGE, SYMPTOMES DE LA LÉSION	TRAITEMENT	RÉSULTATS
Wattmann. 1840. N° 22.	Adulte. Femme.	Courbure anguleuse du tibia. X.	Résection d'un coin osseux avec l'ostéotome; la section osseuse croisait à angle droit l'axe de chacun des fragments. Redressement du cal encore flexible du péroné. Même traitement consécutif que pour une fracture récente.	Guérison.
Wattmann. 1840. N° 23.	X.	Courbure et rotation des fragments. X.	Résection avec l'ostéotome. Redressement difficile avant la section du péroné. Suppuration abondante.	Guérison.
Wutzer. 1840. N° 24.	17 ans. Femme.	Fracture à 3 pouces au-dessus de l'articulation tibio-tarsienne formant angle ouvert en arrière. Gros cal. Marche seulement avec des béquilles. 5 ans.	Ténotomie du tendon d'Achille rétracté. Emploi de la machine à extension de Stromeyer. Plus tard, résection d'un coin dans la continuité. Appareil à extension.	Pyohémie. Mort le 30e jour.
J. Rhéa Barton. 1841. N° 25.	Adulte. X.	Consolidation vicieuse par chevauchement et déviation anguleuse des fragments. Marche très pénible. 8 ans.	Incision en H. Résection linéaire de l'extrémité des deux fragments et du pont osseux qui les réunit au moyen du ciseau et du maillet. Coaptation.	10 semaines plus tard, guérison. Redressement complet.
F. Rynd (Dublin) 1841. N° 26.	28 ans. Homme.	Jambe droite 1/3 inférieur. Angle saillant en avant et en dehors. Pied en varus prononcé. Marche pénible, très douloureuse. 3 ans.	Incision à lambeaux. Résection d'un fragment du tibia et du péroné au moyen de la scie à chaîne. Suppuration profuse. Erysipèle. Etat gangréneux de la plaie. L'amputation est mise en question.	8 mois plus tard, guérison sans raccourcissement.

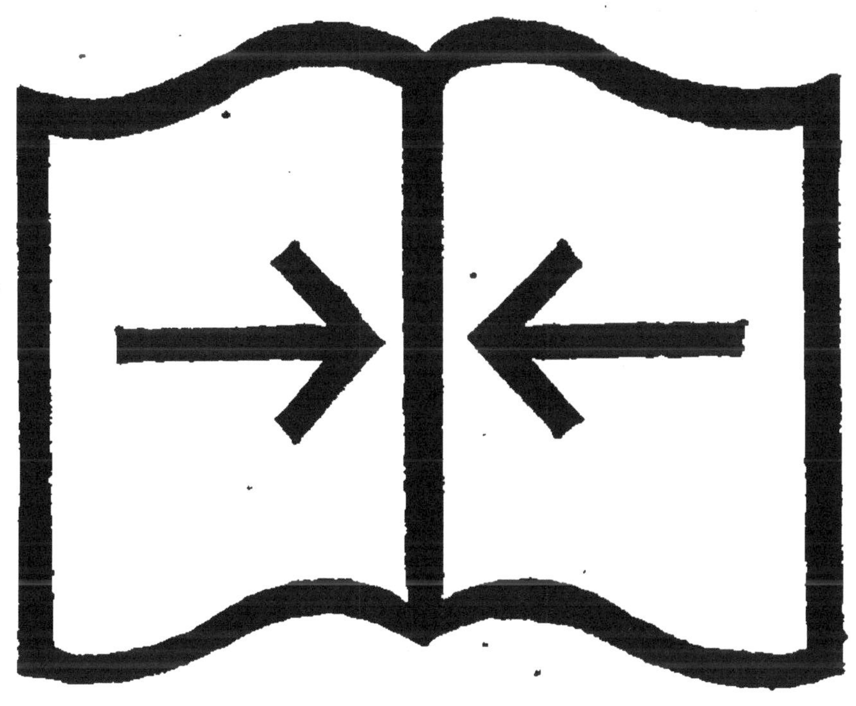

VALABLE POUR TOUT OU PARTIE DU
DOCUMENT REPRODUIT

NOM DE L'OPÉRATEUR, DATE DE L'OPÉRATION	AGE, SEXE DE L'OPÉRÉ	DATE, SIÉGE, SYMPTOMES DE LA LÉSION	TRAITEMENT	RÉSULTATS
Josse (Amiens) 1846. N° 27.	13 ans. Homme.	A l'union du 1/3 inférieur et des 2/3 supérieurs, angle aigu à sommet saillant sous la peau. Le fragment inférieur a subi une déviation telle que l'extrémité des orteils se trouve à peu près de niveau avec le sommet de l'angle. Dans la marche, le sommet de l'angle et les orteils rencontrent le sol. 10 ans.	Résection à la scie à chaîne de 5 à 6 centimètres du tibia et de 4 centimètres du péroné. 4 jours après, agitation nerveuse assez prolongée. 6 semaines plus tard, légère exfoliation. Pleurésie. — Bandage amidonné.	5 mois plus tard, guérison. Claudication à peine marquée. Raccourcissement de 5 centimètres compensé par l'abaissement du bassin.
Malgaigne. 1846. N° 28.	8 ans. Homme.	Au niveau du 1/3 inférieur de la jambe, le tibia fait un angle droit en avant : le péroné est courbé en arc. Claudication considérable, cependant marche et course possibles. Raccourcissement : 8 à 10 centimètres. 7 ans.	Résection de trois morceaux cunéiformes de l'extrémité éburnée et hypertrophiée du fragment supérieur. Résection d'un fragment triangulaire du péroné avec la pince de Liston et la scie. 3 jours après, gonflement de la plaie. Syncopes répétées.	5 jours plus tard, mort. L'autopsie montre pleurésie gauche ; liquide sanieux baignant les deux fragments osseux.
R. W. Smith (Dublin) 1850. N° 29.	23 ans. Homme.	Fracture de l'extrémité inférieure du péroné. Courbure considérable à concavité externe au-dessus de la malléole externe. En dedans saillie de la malléole interne. Le pied est dévié en dehors, étendu, et présente un léger degré d'équinisme. La cavité plantaire est tournée en dehors. La malléole interne menace de perforer la peau qui est ulcérée à son niveau. 10 semaines.	Section du péroné (scie et pinces incisives). Ténotomie du tendon d'Achille. Hémorrhagie. Suppuration abondante. Appareil de Dupuytren pour fracture du péroné.	5 mois plus tard, guérison. Marche sans canne. La plante du pied repose à plat sur le sol, le pied est à angle droit avec la jambe. Toutefois, légère saillie du tibia en dedans et en avant.

NOM DE L'OPERATEUR DATE DE L'OPÉRATION	AGE SEXE DE L'OPÉRÉ	DATE, SIÉGE, SYMPTOMES DE LA LÉSION	TRAITEMENT	RÉSULTATS
Birkett (Londres) 1853. N° 30.	19 ans. Femme.	Angle saillant en avant. Proéminence sur le dos du pied résultant d'une fracture vicieusement consolidée du 1/3 inférieur de la jambe. . 18 ans.	Ténotomie du tendon d'Achille. Résection cunéiforme au niveau de l'angle. Extension. Jambe presque entièrement redressée. Erysipèle. Abcès. Altération de l'état général.	5 semaines plus tard, amputation au-dessous du genou. Guérison.
Langenbeck. 1854. N° 31.	35 ans. Homme.	Fracture au commencement du 1/3 inférieur. Saillie en avant. Déviation du pied en arrière et en dedans. Raccourcissement 2 pouces. Marche pénible en dépit d'un talon élevé. 30 ans.	Ostéotomie sous-cutanée combinée à l'ostéoclasie. Attelles en gutta-percha. Redressement notable. 14 jours plus tard, disparition de la suppuration. On redresse de nouveau.	Guérison. Légère saillie au niveau du cal. Marche meilleure et plus libre qu'auparavant.
Syme. 1854. N° 32.	23 ans Homme.	Fracture du péroné (extrémité inférieure) avec très grand déplacement du pied en dehors. Saillie de la malléole interne. Ulcération des téguments à ce niveau. 3 mois.	Résection de 1 pouce de l'extrémité inférieure du tibia. Section du péroné au niveau de la fracture avec une pince incisive. Aucune difficulté pour remettre le pied dans sa position normale. Après l'opération, grande tendance du pied à se déplacer en arrière. Attelle en fer à cheval jusqu'à consolidation.	2 mois plus tard, guérison. On voit avec étonnement la malléole interne à sa place ; brisée et déplacée en avant et en bas par suite de la déviation du pied en dehors, elle avait récupéré sa situation et s'était soudée à la diaphyse par le fait de l'opération. Résultat excellent. Articulation mobile à un léger degré.

NOM DE L'OPÉRATEUR DATE DE L'OPÉRATION	AGE SEXE DE L'OPÉRÉ	DATE, SIÈGE, SYMPTOMES DE LA LÉSION	TRAITEMENT	RÉSULTATS
Mayer (Wurtzbourg) 1854. N° 33.	57 ans. Homme.	Fracture du péroné (extrémité inférieure). Luxation du pied en dehors ; malléole distante de 1 pouce 9 lignes de plus que celle de la jambe saine. Astragale enclavée entre le tibia et le péroné. Malléole interne saillante. Ulcération à son niveau. Raccourcissement : 3/4 de pouce. Impotence fonctionnelle absolue. 96 jours.	Inutile tentative de redressement au moyen de l'appareil de Heine après ténotomie sous-cutanée. Ostéotomie oblique du péroné en respectant le périoste. On ramène le pied à sa disposition articulaire normale après avoir pratiqué une forte extension accompagnée d'un bruit de déchirement facile à percevoir. Suture entortillée. Appareil de Dupuytren. Guérison de la plaie par première intention.	Le péroné est consolidé en 5 semaines. Bon résultat.
Küchler (Darmstadt) 1856. N° 34.	X. Homme.	Saillie anguleuse à la partie moyenne du tibia. Cal énorme. Incapacité de travail absolue. 10 ans.	Ostéotomie sous-cutanée. Introduction d'un vilebrequin à 3 pouces de profondeur. Perforation ; section à la scie de chaque côté d'un cal éburné comme l'ivoire. Fracture des os dans le sens de la difformité. Impossibilité de redresser complètement. Bandage plâtré.	4 semaines plus tard, guérison relative : le malade peut travailler.
H. Korzeniowski (Warschau) 1856. N° 35.	45 ans. Femme.	Fracture près de l'articulation tibio-tarsienne. Pied dans l'extension très prononcée ; astragale immobile paraissant soudée à la jambe. Impossibilité de marcher à cause de la distension de la peau en avant du genou courbé à cause de la position de la pointe du pied. 6 mois.	Résection de l'extrémité inférieure du tibia avec la scie à chaîne ; au moyen du ciseau et du maillet, on enlève un fragment de 2 centimètres de l'astragale. On ne peut replacer le pied dans sa position normale à cause de la réunion à angle droit du péroné. Résection de 1 cent. 1/2 du péroné avec la pince de Liston.	Guérison de la plaie en 5 semaines ; le malade commence à marcher au moyen d'une canne, en s'appuyant mieux sur le bord externe du pied. Mobilité difficile à percevoir dans l'articulation tibio-tarsienne réséquée. — Raccourcissement de la jambe 3 cent 3/4.

NOM DE L'OPÉRATEUR DATE DE L'OPÉRATION	AGE SEXE DE L'OPÉRÉ	DATE, SIÉGE, SYMPTOMES DE LA LÉSION	TRAITEMENT	RÉSULTATS
Pancoast (Philadelphie) 1856. N° 36.	12 ans. Femme.	Fracture à deux pouces au-dessous du genou. Flexion du genou à angle droit. Consolidation solide à angle saillant en arrière présentant un peu plus de 90°. X	Ténotomie sous-cutanée des muscles internes fléchisseurs de la jambe ; le genou est étendu progressivement. Résection cunéiforme au niveau de l'angle saillant. La solution de continuité est complétée par une ostéoclasie très facile et par l'extension de la jambe.	Guérison relative ; membre très utile.
Ross (Altona) 1857. N° 37.	18 ans. Homme.	Fracture de jambe un peu au-dessous du milieu. Consolidation anguleuse saillant en avant. Marche pénible. Station possible seulement sur le bord interne du pied. 3 ans.	Résection cunéiforme d'un pouce de base au moyen de la scie à chaîne ; le péroné est fracturé sur le genou à la même hauteur ; ténotomie du tendon d'Achille ; demi-gouttière en gutta-percha. 9 jours après, redressement complet au moyen d'une traction de 40 livres. Adaptation plus exacte des surfaces sectionnées. Au 10° jour, hémorrhagie artérielle foudroyante (tourniquet) se reproduisant le 11 et le 14. Ligature de la fémorale au-dessous de l'origine de la fémorale profonde. La jambe, froide avant l'opération, reprend sa température au bout de 12 heures. Consolidation à peu près complète ; abcès ultérieurs au niveau de la section.	4 mois plus tard, guérison. Redressement complet. Le malade marche sans canne et présente seulement une légère claudication résultant d'une ankylose antérieure de l'articulation tibio-tarsienne.
Langenbeck. 1859. N° 38.	40 ans. Homme.	Fracture compliquée comminutive à la limite supérieure du 1/3 inférieur de la jambe, consolidation anguleuse saillant en avant et en dehors. Angle de 145° à 165° ouvert en arrière et en dedans. Léger chevauchement. Raccourcissement : 1 pouce 3/4. Marche seulement avec deux béquilles. Le pied ne peut pas s'appuyer sur le sol. 1 an 8 mois.	Ostéotomie sous-cutanée à la scie d'un cal extrêmement dur. On achève la section par l'ostéoclasie. Peu de réaction. Suppuration modérée. Plus tard, érysipèle. Appareil à extension. Disparition de la difformité. Persistance d'un raccourcissement de 1 pouce. Reproduction du déplacement. Réduction le 19° jour. Bandage plâtré.	2 mois plus tard, la jambe est redressée, mais raccourcie de 3/4 de pouce. Cal gros, irrégulier. Marche parfaitement sûre avec un soulier plus élevé.

NOM DE L'OPÉRATEUR DATE DE L'OPÉRATION	AGE SEXE DE L'OPÉRÉ	DATE, SIÉGE, SYMPTOMES DE LA LÉSION	TRAITEMENT	RÉSULTATS
Berend. 1861. N° 39.	16 ans. Homme.	Cal vicieux consécutif à une fracture compliquée. Saillie de la malléole en dehors ; déviation de l'axe du pied en dedans. Tension du tendon d'Achille ; atrophie du mollet et de la cuisse. Le malade marche sur l'extrémité des orteils. Les mouvements du pied sont conservés ; ceux des orteils persistent. — 2 ans.	La ténotomie du tendon d'Achille, les appareils orthopédiques n'ont pas donné de résultats. Résection cunéiforme à la scie de Jeffray de 1 pouce de base. Résection de 2 pouces du péroné. L'opération a été sous-périostée. Pas de ligature. Adaptation des surfaces osseuses. Bandage plâtré. Suite simple.	Au bout de 5 mois, consolidation. Le pied est dans sa position normale ; cependant le malade est obligé de marcher avec un talon élevé de 1 pouce 1/2. Quelques esquilles se sont éliminées.
Bardeleben. 1867. N° 40.	20 ans. Homme.	La fracture siége à 1 pouce au-dessus des malléoles. Guérison à angle saillant très prononcé en dedans. Marche impossible. Cou-de-pied ankylosé. — X.	Résection sous-périostée de 1 pouce 3/4 du tibia et du péroné au moyen d'une seule incision. Bandage plâtré fenêtré.	En 7 semaines, la plaie guérit et la consolidation osseuse est à peu près achevée. Bon résultat.
Langenbeck. 1874. N° 41.	41 ans. Homme.	Fracture de l'extrémité inférieure de la jambe. Pied en valgus, et dans une rotation en dehors si prononcée que, dans le décubitus dorsal absolu, pendant que la rotule et la crête du tibia regardent en haut, le bord externe du pied porte complètement sur le lit. Ankylose tibio-tarsienne. — 7 mois.	Résection de la malléole interne, très épaisse, dans une étendue de 3 centimètres. Fracture du péroné au-dessus de la malléole externe. Pansement de Lister, remplacé au bout de quelques jours par un pansement huileux. Erysipèle. Deux mois après, guérison des plaies. Bandage plâtré.	Au bout de 3 mois 1/2, le pied est placé à angle droit. Mouvements minimes dans l'articulation tibio-tarsienne. RÉSULTATS ÉLOIGNÉS. — Excellents.

NOM DE L'OPÉRATEUR DATE DE L'OPÉRATION	AGE SEXE DE L'OPÉRÉ	DATE, SIÉGE, SYMPTOMES DE LA LÉSION	TRAITEMENT	RÉSULTATS
Richet. 1874. N° 42.	49 ans. Homme.	Fracture sus-malléolaire ; saillie assez forte de l'extrémité inférieure du tibia ; l'axe de l'os tombe en dedans du pied qui est fortement dévié en dehors et en arrière avec un peu de rotation. Fracture de la malléole externe au niveau de son collet ; elle forme un angle obtus en avant et en dehors avec le corps de l'os. Flexion et extension de la tibio-tarsienne bien conservées. Le malade appuie surtout le bord externe du pied sur le sol. Douleurs extrêmement vives. Un appareil orthopédique très ingénieux ne parvient pas à corriger cette déviation. 5 mois.	Section du péroné à la scie à chaîne ; pression, massage : ténotomie du tendon d'Achille. Le pied est ramené dans sa situation normale. Coussin et attelles le long de la face interne de la jambe.	Bon résultat.
Richet. 1874. N° 43.	43 ans. Homme.	Fracture du péroné avec déplacement du pied en dehors ; la malléole interne est très saillante en dedans ; ulcération à son niveau. Malléole externe saillante, presque horizontale. L'astragale est enclavée entre la malléole et la face externe du tibia. Articulation très mobile. Près de 3 mois.	Tractions énergiques n'améliorent pas la situation. Fracture du péroné. Résection du tibia (scie à chaîne) à une hauteur de 4 centimètres. Le pied est redressé. Gouttière et irrigation continue. Suppuration et lymphangite.	Le malade est en bonne voie de guérison.
Bardeleben. 1874. N° 44.	48 ans. Homme.	Fracture comminutive du tibia ; fracture du péroné au 1/3 inférieur. Jambe très amaigrie, raideur extrême du cou-de-pied. Le pied en valgus complet. Station impossible. Le malade ne peut tolérer que quelques jours un appareil destiné à corriger la déviation. Près de 5 mois.	Décollement du périoste extrêmement difficile autour du cal. Section (scie à chaîne) à 6 centimètres au-dessus de la malléole interne. Redressement complet obtenu en rupturant ce qui reste du tissu osseux. Bandage plâtré. Pansement de Lister.	Au bout de 3 mois, raccourcissement de 1 centimètre pour le tibia et de 1 cent. 1/2 pour le péroné. Pied à angle droit. Cou-de-pied peu mobile. Station debout sur toute la plante du pied facile. Raccourcissement corrigé par un soulier à semelles épaisses.

NOM DE L'OPÉRATEUR DATE DE L'OPÉRATION	AGE SEXE DE L'OPÉRÉ	DATE, SIÉGE, SYMPTOMES DE LA LÉSION	TRAITEMENT	RÉSULTATS
J. Bœckel. 1875. N° 45.	46 ans Homme.	Fracture de la jambe à la partie inférieure. A 15 centimètres au-dessus de la malléole interne, au niveau de la crête tibiale, forte saillie tranchante. Raccourcissement de 2 centimètres. Marche à peu près impossible. 3 mois.	Tentatives inutiles de redressement manuel. Résection cunéiforme sous-périostée aux dépens de chacune des extrémités des deux fragments. Fracture d'une lamelle osseuse non encore sectionnée et du péroné. Redressement et gouttière plâtrée postérieure. Pansement de Lister. 18 huit jours plus tard, on corrige entièrement la difformité par des manœuvres très simples, et on place une traction de 2 kilog. pendant quelques jours.	Au bout de 2 mois, le malade sort marchant avec des béquilles. 6 mois plus tard, la guérison ne s'est pas démentie.
Albert (Innsbrück) 1876. N° 46.	30 ans. Homme.	Fracture au-dessous du milieu de la jambe, consolidée avec un angle ouvert en arrière d'environ 120°. Articulation du cou-de-pied raide. Orteils fléchis en forme de griffes. Impotence fonctionnelle. X.	Excision cunéiforme au niveau de l'angle saillant. Le péroné se brise pendant le redressement. Bandage plâtré. Pansement de Lister. Consolidation longue à se faire. Electricité.	Au bout d'un certain temps, marche avec une semelle épaisse de 7 centimètres.
Heath. 1877. N° 47.	Adulte. Homme.	Fracture de jambe au-dessus des malléoles. Déviation du pied en dehors. L'extrémité inférieure du tibia est saillante. La malléole péronière est déviée. Difformité et impotence fonctionnelle. 18 semaines.	Ablation d'une rondelle osseuse tibiale avec le ciseau de Linhardt. Section du péroné avec des cisailles. Redressement. Attelles postérieure et latérales. Pansement de Lister.	Guérison avec un membre très-utile.
Maunder 1877. N° 48.	Adulte. Homme.	Cal vicieux consécutif à une fracture de jambe. Impotence fonctionnelle.	Ostéotomie cunéiforme. Pansement de Lister.	Guérison par première intention.

NOM DE L'OPÉRATEUR DATE DE L'OPÉRATION	AGE SEXE DE L'OPÉRÉ	DATE, SIÉGE, SYMPTOMES DE LA LÉSION	TRAITEMENT	RÉSULTATS
Le Fort. 1878. N° 49.	39 ans. Homme.	Fracture du péroné à 4 ou 5 centimètres au-dessus de la malléole. Arrachement de la malléole interne. Luxation du pied en dehors. Le déplacement s'était reproduit quatre fois de suite, malgré l'application d'un appareil plâtré. Pied gauche faisant un angle aigu avec la direction de la jambe. Saillie considérable de la malléole interne. Plaie à son niveau. Gonflement. Douleur. Mouvements impossibles. 2 mois.	près d'inutiles tentatives de réduction, ré-section de tout le plateau tibial sur une hauteur de 2 centimètres. Rupture du pé-roné. Réduction. Sutures. Pansement à l'alcool. Suppuration. Erysipèle.	3 mois et 1/2 plus tard, il ne reste que deux plaies insignifiantes. Rectitude absolue, gonflement disparu, jeu de la jointure assez libre.
Trendelenbourg 1879. N° 50.	25 ans. Homme.	Fracture du tibia et du péroné à 2 travers de doigt au-dessus des malléoles. Les frag-ments, réunis par un cal très dur, forment un angle ouvert en dehors de 130° à 140°. Douleur. Impotence fonctionnelle. X.	Ostéotomie cunéiforme du tibia et section transversale du péroné (ciseau et maillet et deux incisions séparées). Drainage. Su-tures. Pansement de Lister. 18 jours après on enlève ce pansement ; pas de traces de suppuration. 2 mois plus tard, consolida-tion complète.	Au bout de 3 mois, le malade marche. Succès complet. Apyrexie cons-tante.
Demons (Bordeaux) 1879. N° 51.	52 ans. Homme.	Fracture des deux os près de l'articulation tibio-tarsienne. La malléole interne est ar-rachée ; le tibia fait une forte saillie à tra-vers une plaie existant à ce niveau. Frac-ture du péroné à 2 doigts au-dessus de la malléole externe. Pied renversé en dehors. Impotence fonctionnelle. 1 mois 1/2.	Ablation du sommet de la malléole interne restée attachée au ligament latéral interne. Résection (scie ordinaire) du fragment su-périeur à 1/2 centimètre de la surface arti-culaire. Résection de deux fragments du péroné ; la malléole externe restant en place. Astragale intact. Sutures. Drainage. Pansement de Lister.	Bon résultat.

8

NOM DE L'OPÉRATEUR DATE DE L'OPÉRATION	AGE SEXE DE L'OPÉRÉ	DATE, SIÉGE, SYMPTOMES DE LA LÉSION	TRAITEMENT	RÉSULTATS
Verneuil. 1879. N° 52.	62 ans. Homme.	Fracture bi-malléolaire avec luxation totale du pied en dehors ; le tibia faisait forte saillie en dedans et avait perforé les téguments. Réduction impossible. Impotence fonctionnelle. · 6 mois.	Résection des extrémités articulaires du péroné et du tibia ; l'astragale est respecté. Ténotomie des péroniers latéraux. Drains. Bandage ouaté. Pansement renouvelé à différentes reprises.	7 mois après, guérison avec un léger raccourcissement, corrigé par une bottine à talon élevé. Un peu de mobilité tibio-tarsienne.
Verneuil. 1880. N° 53.	30 ans. Homme.	Fracture sus-malléolaire ; le pied est fortement dévié en dehors ; la malléole interne fait saillie en dedans. Impotence fonctionnelle absolue. 3 mois.	Résection des extrémités articulaires du péroné et du tibia.	3 mois plus tard, le malade vient servir comme infirmier dans le service où il a été comme malade.
Terrillon. 1880. N° 54.	31 ans. Homme.	Fracture du péroné avec arrachement de la malléole interne. Déviation du pied en dehors. Malléole externe hypertrophiée (Coup de hache de Dupuytren). Outre la déviation extrême du pied en dehors, léger degré d'équinisme. Laxité ligamenteuse. Douleurs sciatiques à caractère fulgurant irradiées dans tout le membre malade. Impotence fonctionnelle absolue. X.	Résection du plateau tibial au ciseau. Section transversale du péroné au niveau de sa fracture. Section de la partie supérieure de l'astragale de façon à enlever le cartilage. Redressement. Sutures au catgut. Drainage. Pansement de Lister. Gouttière plâtrée.	6 semaines plus tard, consolidation parfaite, pied solide. Le malade peut reprendre et continuer son service comme capitaine dans un régiment d'infanterie.
Lister. 1880. N° 55.	Adulte. Homme,	Fracture de jambe très vicieusement consolidée. Impotence fonctionnelle. X.	Résection cunéiforme au niveau du cal.	Résultat d'une précision extrême.

NOM DE L'OPERATEUR DATE DE L'OPÉRATION	AGE SEXE DE L'OPÉRÉ	DATE, SIÉGE, SYMPTOMES DE LA LÉSION	TRAITEMENT	RÉSULTATS
Duplay. 1880. N° 56.	22 ans. Homme.	Fracture à l'union du 1/3 moyen avec le 1/3 inférieur. Cal difforme ; le fragment inférieur forme avec le supérieur un angle ouvert en dehors. Le pied est fortement déjeté en dehors de l'axe de la jambe ; cette déviation, mesurée par la distance qui sépare la malléole interne d'un plan appliqué à la face interne du condyle interne et du tibia, peut être évaluée à 3 cent. par rapport au côté sain. Marche impossible sans béquilles ; le malade ne peut rester debout plus de quelques minutes sans souffrir. 6 mois.	Section au ciseau sur le tibia. Dureté extrême ; éburnation. Section du péroné. Malgré tous les efforts du chirurgien, combinés à ceux d'une machine spéciale pour rompre les cals vicieux, impossibilité de redresser. Il fait alors la résection cunéiforme du tibia, et enlève un fragment à base antérieure (scie à chaîne). Réduction facile. Appareil plâtré. Pansement antiseptique.	Réunion partielle per primam. Petite hémorrhagie ; un peu de fièvre le 10ᵉ jour. 3 mois plus tard, consolidation presque complète. Il ne reste plus qu'un trajet fistuleux au niveau de la plaie tibiale ; issue de quelques petits séquestres. Le 4ᵉ mois, marche avec deux cannes. Le 8ᵉ mois, on constate marche facile ; membre absolument droit, à peine 2 centimètres de raccourcissement.
Verneuil. 1880. N° 57.	Adulte. Homme.	Fracture compliquée de l'extrémité inférieure de la jambe. Sur l'extrémité saillante du tibia, ulcération rebelle à tout traitement. Impotence fonctionnelle. 4 mois.	Résection des extrémités articulaires en conservant l'astragale. Bandage ouaté appliqué 3 fois à 15 ou 20 jours d'intervalle.	Guérison parfaite. Le pied est perpendiculaire à l'axe de la jambe. Plus de déviation. La pseudarthrose tibio-tarsienne présente encore de légers mouvements.
Polaillon. 1881. N° 58.	41 ans. Homme.	Fracture de l'extrémité inférieure du péroné avec déviation en dehors. Plaie au niveau de la malléole interne. Pied dévié en dehors en varus très-prononcé. Son bord externe forme le point d'appui dans la station debout. La pointe du pied est en dehors, le talon en dedans. Le cou-de-pied paraît ankylosé. Mouvements douloureux. Cal volumineux. Dépression au-dessus de la malléole externe. 3 mois.	Résection de 2 centimètres du péroné au-dessus de la base de la malléole externe. (ciseau et maillet). On peut alors luxer le pied en dehors, après avoir fait une incision à la partie interne du cou-de-pied. On fait saillir le tibia, et l'on résèque environ 2 centimètres de l'extrémité inférieure. Cal très-dur. On lave l'astragale après avoir gratté légèrement sa surface articulaire. Sutures. Pansement phéniqué. Attelle plâtrée postérieure. Pas de fièvre, pas de suppuration.	2 mois après, le malade peut marcher. 5 mois plus tard, marche avec une canne et souliers à talons élevés. Revu plus tard. Bonne position, pied bien soutenu. Raccourcissement : 4 centimètres. Le pied possède le 1/4 de sa mobilité normale.

OSTÉOTOMIE POUR CALS VICIEUX DU MEMBRE SUPÉRIEUR

OBSERVATIONS

NOM DE L'OPÉRATEUR, DATE DE L'OPÉRATION	AGE, SEXE DE L'OPÉRÉ	DATE, SIÉGE, SYMPTOMES DE LA LÉSION	TRAITEMENT	RÉSULTATS
Schoepff (Pesth) 1854. N° 59.	2 ans. Femme.	Fracture à la partie moyenne de l'humérus, avec courbure externe à angle droit. Cal volumineux tubéreux. X.	Résection d'un coin de 4 à 5 lignes de base. Rupture du 1/4 de l'épaisseur de l'os non encore sectionné. Ténotomie du biceps. Redressement.	X.
Toland (San-Francisco) 1855. N° 60.	8 ans. Homme.	Fracture oblique près de l'articulation du coude. Le fragment supérieur dépasse en avant l'articulation, à ce point que dans les tentatives de flexion il vient se mettre en rapport avec les os de l'avant-bras. Raccourcissement de 3 pouces. Impossibilité de mouvoir l'articulation. 3 mois.	Résection de 3 pouces (scie Hey et cisailles) en dépit du voisinage de l'articulation. La flexion du bras est possible. Malgré la scarlatine dont le malade est atteint, la plaie guérit rapidement.	Guérison. En dépit d'un raccourcissement de 3 pouces et d'une courbure notable du bras, celui-ci est presque aussi fort et le coude aussi mobile que celui du côté opposé.

OSTÉOTOMIE POUR UN CAL VICIEUX DE L'AVANT-BRAS

OBSERVATION

Malgaigne rapporte, dans son *Traité des fractures* (page 336), un fait d'ostéotomie pour un cal vicieux de l'avant-bras. Les mouvements étaient fort gênés; on pratiqua la résection du cal. La guérison eut lieu. Nous n'avons pu nous procurer d'autres renseignements sur cette intéressante observation.

NOUVELLES OBSERVATIONS D'OSTÉOTOMIE

POUR CALS VICIEUX

Des sept observations qui suivent, six se rapportent à des opérés de M. Ollier, la septième à un malade de M. Poncet.

Observation I

François Courb., demeurant à Annonay, 38 ans, mécanicien. — Fracture de l'extrémité inférieure du tibia et du péroné vicieusement consolidée. - Ostéotomie du péroné, ostéotomie cunéiforme du tibia. — Pansement de Lister.

Pas d'antécédents pathologiques héréditaires ou personnels. Il y a dix-neuf mois il fit une chute de 3 à 4 mètres de hauteur et se brisa la jambe gauche à 4 cent. au dessus des malléoles. La réduction obtenue avec beaucoup de peine par un médecin, aidé de trois hommes, la jambe fut mise dans une gouttière avec des coussins ; trente-huit jours plus tard, en enlevant la gouttière on reconnut l'existence du déplacement ; le malade ne fit plus aucun traitement, et l'impotence fonctionnelle devint à peu près absolue. A son entrée, le 6 mars 1880, on constate

Heyfelder rapporte 6 autres faits d'ostéotomie pour cals vicieux, sur lesquels nous n'avons pu nous procurer aucun détail. Sur ces 6 faits il y a un cas de mort (Klose).

9

sur le tibia gauche, à 4 cent. au-dessus de la malléole interne, la présence d'un cal très volumineux saillant sur la face interne de la jambe. Au côté externe de la jambe, le péroné est déprimé, incurvé, et présente une concavité externe considérable.

L'axe de la jambe fait avec l'axe du pied un angle assez notable ouvert en dehors.

Il semble que le fragment supérieur ait glissé sur l'inférieur et se soit porté en dedans, tandis que l'inférieur entraînant le pied avec lui s'est dévié en dehors. — Cal assez volumineux. — Impotence fonctionnelle. — Deux saillies, mousses, séparées par une légère dépression sur côté interne du cou-de-pied ; ce qu'il y a de remarquable c'est la disparition absolue de la voûte plantaire. Il est probable que les péroniers, les fléchisseurs et les muscles de la plante du pied éta'ent atteints d'une atrophie marquée ; M. Ollier hésitait à intervenir ; cependant les douleurs très vives qu'éprouvait le malade le décidèrent à opérer.

8 avril 1880. — Opération. — Anesthésie à l'éther. — M. Ollier pratique une incision de 25 millim. au niveau du péroné suivant sa direction et un peu au-dessus de l'excavation formée par cet os. Incision du périoste. On essaye sommairement de sectionner le péroné avec le ciseau et le maillet. Incision courbe à convexité inférieure au niveau de la saillie du cal tibial. Incision et décollement du périoste (à la rugine) sur une hauteur d'environ 1 cent. Avec la scie à volant, on enlève un coin osseux à base interne large de 1 cent. On essaye alors de briser les parties qui résistent, mais on ne peut y parvenir. On s'aperçoit alors qu'il existe entre le tibia et le péroné un cal intermédiaire que l'on sectionne au ciseau et au maillet. Redressement. Sutures. Drainage. Application d'une attelle plâtrée postérieure.

Les suites furent extrêmement simples. Pas de fièvre, pas de suppuration. Le pansement ne fut renouvelé que le 26° ou 27° jour après l'opération. Le 22 mai, la consolidation paraît accomplie. Le 30 mai, le malade commence à marcher avec des béquilles. Le 9 juin, il part pour Longchène. Il marche facilement avec une canne et ne souffre plus comme avant l'opération. Juillet : marche assez bonne ; des bains, des frictions excitantes et l'électrisation sont employés pour combattre l'atrophie musculaire de la jambe. Décembre : le malade travaille et marche sans difficulté. Le 20 juin 1882, nous trouvons le malade dans les conditions suivantes : Résultat excellent. Le malade, qui est mécanicien dans une filature et qui, en raison de son état, est obligé d'exécuter des mouvements nécessitant de la force et de l'agilité, a pu reprendre son métier depuis dix ou onze mois. Les mouvements du pied et des orteils sont complètement conservés. Il est impossible, en voyant marcher le malade, de se douter de la lésion dont il a été porteur. Le mollet est toujours atrophié et présente 4 cent. de moins que celui du côté opposé.

Raccourcissement (à peine appréciable. (Voir planche 2, fig. 1 et 2).

Observation II

Cl. Mal, 24 ans, mineur. — Fracture du fémur droit au 1/3 moyen. — Fracture de la jambe droite vicieusement consolidée. — Ostéotomie cunéiforme du tibia. — Ostéotomie du péroné. — Pansement de Lister. — Guérison.

Rien du côté de l'hérédité, cependant il aurait eu un frère albuminurique et une sœur tuberculeuse. Pas d'antécédents pathologiques personnels, à part ceux qui se rapportent à ses lésions traumatiques.

Il y a quinze mois, il fut pris dans un éboulement, et eut le fémur droit fracturé au 1/3 moyen. En outre, la jambe du même côté fut le siège d'une autre fracture siégeant à la partie inférieure et comprenant les deux os. On mit le malade en gouttière, mais au bout de quelques jours survint une eschare vers la malléole interne, qui fit remplacer la gouttière par un bandage à attelles latérales qu'il garda quatre mois ; après quoi il essaya de se lever, la consolidation étant accomplie. Il importe de signaler la formation d'un abcès quelques semaines après l'accident ; cet abcès ouvert au niveau de la malléole interne donnait lieu à une suppuration persistante, quand le malade entra à l'hôpital (3 août 1880). A son entrée (quinze mois après l'accident) on note l'état suivant :

Il existe un raccourcissement considérable (de l'épine iliaque antéro-supérieure à la malléole interne) plus de 8 centimètres, dont 4 centimètres au moins sont dus au chevauchement des fragments du fémur. Lorsque le malade marche, ce raccourcissement est compensé en partie par un équinisme considérable, de telle sorte que le talon est éloigné du sol d'au moins 5 centimètres.

Il n'existe aucune mobilité dans l'articulation tibio-tarsienne ; lorsque le malade marche, il appuie seulement à terre la partie externe de son avant-pied, c'est-à-dire qu'il a un degré de varus assez prononcé, puisque la plante du pied regarde en dedans et qu'il ne touche le sol que par la moitié antérieure du 5e métatarsien et le petit orteil. Toute la jambe et la partie inférieure de la cuisse ont subi, par rapport au fragment supérieur, un déplacement par rotation interne. L'impotence fonctionnelle est absolue. L'ouverture fistuleuse pénétrait sur les limites de la région juxta-épiphysaire inférieure du tibia, dans une cavité renfermant un séquestre gros comme une noisette. Plus d'inflammation périphérique. Au repos, indolence absolue.

L'ostéotomie seule pouvait placer le pied dans sa direction normale par rapport à l'axe du corps, et permettre au malade de s'appuyer sur une plus large surface plantaire. Pour remédier à cette déviation, M. Ollier enleva au niveau de la saillie tibiale un coin à base antéro-interne. La section pénétra dans la cavité de l'abcès. Le tibia sectionné, on pratiqua avec le ciseau la section du péroné, mais des jetées osseuses intermédiaires à ces deux os empêchèrent de les mobiliser. On les fit sauter à coups de ciseau, on retrancha une nouvelle couche du fragment inférieur, au niveau de la cavité séquestrale, et on remit alors le segment inférieur dans une position telle que la face plantaire, au lieu de regarder en dedans, regardait en bas. En raison de l'ankylose tibio-tarsienne, de la soudure du tibia et de l'astragale et de l'impossibilité d'obtenir des mouvements dans cette articulation, M. Ollier ne crut pas devoir détruire l'équinisme qui compensait le raccourcissement dû en grande partie à la fracture de cuisse ; il se contenta de relever un peu le pied afin que le malade pût s'appuyer sur la tête des métatarsiens. On plaça un drain faisant communiquer le fond de la cavité séquestrale avec l'extérieur. Bandage plâtré. Pansement de Lister. Les suites furent simples. Cependant, vers le 20° jour, un peu de rétention du pus : contre-ouverture. La réunion fut solide au bout de 2 mois, et le malade put alors commencer à marcher en s'appuyant sur toute la ligne des métatarsiens. Quand il quitta l'Hôtel-Dieu, il marchait encore avec des béquilles ; aujourd'hui, nous apprenons qu'il gagne sa vie en conduisant paître des moutons dans les montagnes de la Côte-d'Or.

Observation III

Bouchard, cultivateur, quinze ans, demeurant à Jallieu (Isère). — Fracture sus-malléolaire compliquée de plaie vicieusement consolidée. — Ostéotomie cunéiforme du tibia. — Ostéotomie du péroné. — Pansement de Lister. — Guérison.

Pas d'antécédents pathologiques. Un mois et demi avant son entrée à l'hôpital, il s'est fait, en sautant un fossé, une fracture de l'extrémité inférieure de la jambe, compliquée de pla'e. Bandage insuffisant. A son entrée, 15 novembre 1880, on constate à la partie interne de la jambe gauche, au-dessus de la malléole, une petite plaie à travers laquelle se montre une saillie osseuse d'environ 1 centimètre. De plus, à la partie antérieure de l'extrémité inférieure de la jambe existe une saillie arrondie. La fracture est sus-malléolaire, et paraît s'être faite obliquement de dehors en dedans et de haut en bas. Les deux fragments supérieurs sont dirigés en avant et en dedans ; les fragments inférieurs du péroné et du tibia ainsi que le pied sont déjetés légèrement en dehors.

Ce qu'il y a de remarquable, c'est la courbure générale à concavité antérieure que présente la jambe. Il est possible de produire de très-légers mouvements au niveau de la fracture ; la mobilité de l'articulation tibio-tarsienne paraît exagérée, l'espace inter-malléolaire est élargi de 12 millimètres, le raccourcissement peut être évalué à 3 centimètres. Impotence fonctionnelle absolue. Le 23 novembre 1880, anesthésie à l'éther. Bande d'Esmarch. Précautions antiseptiques minutieuses. M. Ollier pratique sur la face interne du tibia une incision cutanée et périostique commençant en bas au niveau de la plaie ; elle se termine en haut par une petite incision de dégagement, donnant à l'ensemble de la section cutanée une forme en T. Le périoste est facilement décollé ; la face interne de l'os mise à nu, les parties molles écartées avec soin, on pratique avec la scie à volant, la résection d'une rondelle osseuse, épaisse de 17 millimètres et prise sur l'extrémité inférieure du fragment supérieur du tibia. La section osseuse a dû être achevée avec le ciseau et le maillet ; l'usage de la scie étant rendu difficile à cause de sa dimension. On pratique alors une incision verticale de 3 centimètres 1/2 au dessus de la malléole externe. Les péroniers sont réclinés en avant ; en deux ou trois coups de ciseau l'os est sectionné transversalement à 7 centimètres au-dessus de la pointe malléolaire. On peut alors opérer le redressement assez facilement, le pied est ramené en dedans, on exagère même sa position en relevant un peu son bord interne.

Sutures. — Trois drains borgnes sont placés dans la plaie interne, un dans la plaie externe.

Pansement antiseptique. — Gouttière plâtrée amovible.

Les suites de l'opération furent relativement simples, cependant le malade fut atteint d'un érysipèle à allure bénigne.

Le 15 février, le malade peut appuyer le pied par terre sans douleur ; très-bon état général. Le malade part chez lui au mois de mars.

Nous revoyons Bouchard le 25 juin 1881 et notons l'état suivant : Etat général excellent, état local très bon. Le malade a pu reprendre toutes ses occupations de cultivateur ; il peut courir, sauter, faire de longues courses dans la campagne. Il ne boite pas et n'a nullement besoin d'une chaussure spéciale. Néanmoins, on note encore un léger degré d'atrophie au niveau du mollet; le côté malade a 2 cent. de moins que le côté sain, cependant le malade se trouve aussi fort d'une jambe que de l'autre. Mouvements du pied et des orteils conservés. Persistance d'une très légère saillie du tibia au niveau de la section. Raccourcissement de 2 ou 3 cent.

Observation IV

Marie-Louise Perrolier, 12 ans, demeurant à Peyrens (Drôme). Fracture compliquée des 2 os de la jambe vicieusement consolidée. Impotence du membre. Ostéotomie cunéiforme du tibia. Section du péroné. — Guérison.

Il y a 2 mois 1/2 elle se fit une fracture de l'extrémité inférieure de la jambe gauche. Pas de traitement. A son entrée, le 12 novembre 1880, on note un raccourcissement de 3 à 4 cent. Fracture des 2 os à 2 doigts au-dessus des malléoles. Rotation externe très prononcée du fragment inférieur et du pied. L'axe de la partie inférieure du tibia fait avec le fragment supérieur un angle obtus ouvert en arrière et en dedans, qu'on peut évaluer à 155°, le fragment supérieur fait une saillie de 1 cent. Consolidation parfaite. Mobilité du pied et des orteils conservée. Pas d'atrophie, pas de douleurs. La petite malade marche en sautant à cloche-pied. Elle n'appuie pas son pied à terre, et ne peut se tenir debout sur la jambe malade. Ce qu'il y a de remarquable, c'est le peu d'assurance de l'équilibre.

9 décembre 1880. Opération. Anesthésie à l'éther. Bande d'Esmarch. Précautions antiseptiques minutieuses. M. Ollier pratique au niveau de la saillie du fragment tibial une incision de 8 cent. allant jusqu'à l'os; 2 incisions de dégagement perpendiculaires à la première sont faites en haut et en bas. Décollement du périoste. La face interne du tibia mise à nu, les parties molles rétractées on enlève avec la scie à volant, une

rondelle osseuse un peu plus mince en dehors qu'en dedans. Une incision est faite sur le bord saillant du péroné, les muscles sont réclinés, le périoste incisé, et l'on coupe le péroné au ciseau et au maillet. Quelques efforts achèvent de faire céder les dernières adhérences osseuses. On peut alors corriger facilement la rotation en dehors, et l'angle à sinus postéro-interne que faisaient les 2 fragments osseux. Sutures. Drainage. Pansement de Lister. Attelle plâtrée amovible. Suites très simples, pas de douleurs, pas de fièvre. La malade part au mois de mai, marchant assez facilement.

Juin 1882. Nous apprenons que l'état de l'opérée est excellent. Elle peut marcher très facilement, et faire de longues courses dans les montagnes.

Observation V

Léon Arsac, de Queyrières (Haute-Loire), terrassier, 54 ans.

Pas d'antécédents pathologiques héréditaires ou personnels ; cependant il y a 10 ans, il eut la jambe gauche fracturée par un coup de pied de cheval. Cette fracture guérit en 50 jours, avec une saillie antérieure assez prononcée. Quoiqu'en dise le malade, il devait exister un certain degré de raccourcissement. Vers les derniers jours de janvier 1882, le malade, en conduisant sa charrette, fut bousculé par ses chevaux emportés. Il tomba, et l'une des roues lui passa sur le bord externe du pied, la malléole externe et la partie inférieure de la jambe gauche. Impossibilité de se relever, douleurs très-vives, gonflement ; saillie de l'extrémité inférieure du tibia à travers une plaie située au niveau de la malléole interne. En outre, plaie contuse, énorme, longue de 20 cent., étendue sur la partie interne de l'extrémité inférieure de la jambe. Pas de traitement. Voyant son pied « tourner » de plus en plus en dehors, il se décida à entrer à l'Hôtel-Dieu (1er mars 1882). Aujourd'hui, on constate l'état suivant. Empâtement considérable de toute la partie inférieure de la jambe. A la partie moyenne du tibia, saillie au niveau de l'ancienne fracture. A la partie interne du cou-de-pied, saillie anguleuse couverte de gros bourgeons charnus suppurants. Le tibia forme avec le pied, qui est fortement déjeté en dehors, un angle de 135° à 140° saillant en dedans. A la partie externe et inférieure de la jambe, on note un angle d'environ 80° ouvert en dehors. Le périmètre du membre, pris transversalement au niveau de la saillie osseuse interne, donne 39 centimètres ; cette mensuration comprend en quelque sorte réunis le périmètre de l'extrémité inférieure de la jambe et celui de la partie postérieure du pied.

Il existe, en outre, de la torsion du pied en dehors. Sur la face externe, nous avons une sorte de malléole externe, mais remontée ; un pli profond, large de 2 cent. sépare la saillie malléolaire du talon, dont nous voyons en dehors la face inférieure. Il y a enfin un équinisme très prononcé, le talon est éloigné du sol d'environ 9 cent.

19 Mars. — Opération. Anesthésie à l'éther. Bande d'Esmarch. — Une première incision sur l'extrémité inférieure du tibia sur la plaie bourgeonnante, incision longue de 7 à 8 cent. dirigée verticalement, permet de découvrir l'extrémité inférieure du tibia dont le rebord malléolaire a été fracturé. On le dépouille de son périoste sur une étendue de 3 à 4 cent. et on enlève une rondelle osseuse d'environ 3 cent. d'épaisseur. Cette coupe a permis de déterminer l'état de l'articulation tibio-tarsienne. On constate que l'astragale est intact, mais déplacé en dehors et en haut entre la face externe du tibia et le péroné. On a grand soin de ne pas décoller le périoste sur les parties du tibia qui sont restées dans la plaie. Aussi se sert-on de la scie à volant et non d'une scie à chaîne. On se sert du ciseau pour terminer la section.

Sur la face externe, incision de 5 à 7 cent. qui montre le péroné dépourvu de son périoste ; on constate une fracture à un niveau plus élevé que la fracture du tibia.

De plus, outre le fragment supérieur et le fragment malléolaire, il existe un fragment intermédiaire placé transversalement. Pas la moindre trace de consolidation entre ces diffé-

10

rents fragments. On enlève la malléole externe et le fragment transversal ; on ne fait qu'enlever à l'ostéotome quelques aspérités du fragment supérieur du péroné.

Ceci fait, on peut replacer le membre dans la rectitude et la continuité avec la jambe. La difformité a disparu. On laisse des drains borgnes dans les incisions que l'on ne suture pas. Pansement de Lister minutieux.

Attelle plâtrée prenant le pied et le maintenant dans la rectitude ; remontant jusqu'au 1/3 moyen de la cuisse. Le malade est placé dans son lit, le pied soulevé par des coussins. Cependant quelques jours plus tard le malade ayant enlevé son appareil, la difformité se reproduisit. M. Ollier qui le vit quelques jours après dut l'endormir et redresser.

Il ne put cependant pas atteindre à une rectitude absolument complète. Actuellement, un peu plus de 1 mois après l'opération, on note une amélioration considérable dans l'état de la jambe gauche. La plante du pied est dans sa direction normale, sauf un peu d'équinisme qui nécessitera un talon plus élevé. Disparition de la saillie anguleuse interne, et de la dépression externe. Le cou-de-pied paraît massif, volumineux en dedans et en dehors.

On peut se rendre compte du résultat de l'opération en comparant les dessins faits d'après les moules avant et après l'intervention (Pl. 1, fig. 1 à 4).

Observation VI

G.-D. P..., 30 ans. Il y a un peu plus de 2 ans, fracture sus-malléolaire des deux os de la jambe. Traitement insuffisant. Le pied était en varus avec équinisme. Plusieurs appareils orthopédiques ne donnèrent aucun résultat ; un premier séjour à Aix n'améliora pas la situation. Avant de pratiquer l'ostéotomie, M. Ollier lui fit la ténotomie qui détruisit un peu l'équinisme mais n'améliora guère la situation de la malade. Elle avait des douleurs dans toute la jambe, au niveau du cal. Des applications répétées de sangsues, vésicatoires, des frictions mercurielles ne produisirent aucun résultat ; la déviation s'accentuait de plus en plus. M. Ollier fit alors avec le ciseau, la section du péroné ; cette coupe ne donna pas de résultat. Il fit alors avec la scie à volant une section du tibia qui ne permit pas davantage de mobiliser les deux os. Un second trait de scie fait à 2 cent. plus bas et dirigé obliquement en haut de manière à enlever un cône tronqué de tissu osseux n'amena pas davantage la mobilisation des fragments. Il existait une jetée osseuse intermédiaire au tibia et au péroné. Cette adhérence fut sectionnée au ciseau, et on put alors replacer le pied dans sa direction normale. Comme dans toutes les opérations précédentes on conserva le périoste au niveau de la section. Pansement de Lister. Attelle plâtrée postérieure. La malade eut un peu de température le 2ᵉ jour ; le 1ᵉʳ pansement ne fut fait que le 8ᵉ jour.

Au bout de 2 mois, soudure complète ; le pied était dans sa position normale avec un léger degré de varus. 3 mois après elle quitta Lyon et commença à marcher. Mais comme il restait de la raideur dans toutes les articulations tarsiennes, la marche ne fut pas d'abord très facile ; mais les douleurs disparurent. Bains, douches, massage, électricité. Aujourd'hui elle marche de mieux en mieux, bien qu'elle porte toujours un appareil destiné à relever la pointe du pied. Plus de douleurs.

Observation VII

Clémentine Ducrettet, 18 ans, ouvrière. Fracture de la jambe gauche vicieusement consolidée. Ankilose osseuse tibio-tarsienne. Ostéotomie cunéiforme du tibia.

Il y a 2 ans 1/2, fracture compliquée de plaie de la jambe gauche par cause directe. Pas de traitement. A son entrée le 22 mai 1880, on note l'état suivant : au niveau du tiers inférieur de la jambe, cal volumineux, bosselé ; le pied est dévié en dedans, sa situation ressemble assez à celle d'un pied bot valgus.

Raccourcissement de 7 cent., pas d'atrophie, la malade marche en s'appuyant sur la pointe du pied. Claudication pro-

noncée. Etat général satisfaisant. — Opération. — Anesthésie.
Bande d'Esmarch.

1° M. Poncet pratique une incision cruciale de 4 cent. au niveau de la convexité externe du cal. Décollement du périoste, éburnation de l'os. Section du péroné à la scie à chaîne, puis résection cunéiforme du péroné avec la scie d'Ollier. 2° Incision sur le bord interne de la jambe, décollement du périoste ; section du tibia à la scie à chaîne. On enlève un petit fragment osseux avec les pinces de Liston. Le pied est ramené dans la rectitude. Sutures. Drainage. Pansement de Lister. Attelle plâtrée. Suites simples. Pas de complications, mais suppuration abondante.

Le 25 août la malade part dans un très bon état. Deux lettres de la malade nous apprennent qu'elle marche très bien et boîte à peine. Août 1881 : la malade entre à l'hôp'tal pour une ulcération de la largeur d'une pièce de 2 fr. répondant à la région où la cicatrice était adhérente. Cette ul'ération survenue à la suite de fatigues, de marches forcées, guérit rapidement par quelques soins et le repos. La malade se sert de la jambe opérée comme de la jambe saine.

Juillet 1882. Marche très bien, travaille dans une filature.
(Voir pl. 3.)

Ostéotomie non antiseptique. — (1870). X..., adulte, fut attaqué par des voleurs et jeté dans un fossé : des paysans l'en retirèrent, et pendant huit à neuf mois il resta dans une grange vivant de la charité publique. Dans sa chute, il s'était fait une fracture compliquée de plaie de l'extrémité inférieure de la jambe.

Quand on le transporta à l'Hôtel-Dieu il présentait une difformité extrêmement prononcée. L'examen de la pl. 2 (fig. 3 et 4) renseigne, mieux que toute description, sur l'aspect que présentait cette consolidation vicieuse.

M. Ollier pratiqua l'ostéotomie du tibia et du péroné; il enleva une rondelle osseuse tibiale et put ramener le pied dans sa direction normale ; malheureusement, douze jours après l'opération, le malade fut enlevé par la pyohémie.

La fréquence de cette complication avant le pansement antiseptique était cause de l'abstention du chirurgien en face de semblables lésions. De plus, il nous a paru utile de citer ce fait pour montrer l'excellence du résultat opératoire.

RÉSULTATS ET INDICATIONS

En considérant l'ensemble des observations conte-
nues dans les pages précédentes, on arrive aux résultats
suivants :

Des 68 observations publiées, 65 se rapportent à des
opérations pratiquées sur le membre inférieur, 3 seulement sont relatives à des sections osseuses portant sur le
membre supérieur. Tandis que l'ostéotomie a été pratiquée 52 fois pour des cals vicieux de la jambe, le chirurgien n'est intervenu que 13 fois pour de semblables
lésions de la cuisse. 2 fois seulement il y a eu véritablement ostéotomie de l'humérus (Schœpff et Toland).
Quant aux deux observations de Velpeau et de Blandin,
ce ne sont que de simples ablations de saillies osseuses.
L'on ne connaît qu'un seul cas, et encore très incomplet
(Gardeil) de section osseuse pour remédier à un cal
vicieux de l'avant-bras.

Les résultats généraux, pris dans leur ensemble, se-
raient loin d'être encourageants si l'on ne tenait compte
du pansement employé. Plus que toute autre opération,
l'ostéotomie montre les progrès réalisés par l'application de la méthode antiseptique.

Sur les 68 observations, nous trouvons 8 cas de mort.
Cette mortalité déjà élevée devient effrayante par l'ostéo-

tomie crurale, si l'on considère que la mort est survenue 6 fois sur 13 opérations. En présence de résultats aussi décourageants, le chirurgien devait évidemment recourir à tout autre moyen et n'opérer absolument que la main forcée. Pour la jambe, la mortalité a été seulement de 2 cas sur 52 observations. La mort a été 6 fois la conséquence directe de l'ostéotomie. Les malades ont succombé dans 4 cas à la pyohémie la plus caractérisée (abcès viscéraux, pus dans les jointures), une fois à la septicémie gangréneuse aiguë et, dans un cas de Malgaigne à la pourriture d'hôpital. Un malade de Gay, de Londres, tuberculeux, cachectique, a succombé à une amputation pratiquée 10 semaines après une ostéotomie infructueuse; enfin, dans un fait d'Adelmann, on aurait trouvé, à l'autopsie, un épanchement séreux considérable dans le ventricule moyen du cerveau. La plupart du temps, une suppuration abondante s'est produite, et sauf le cas de Portal (obs. 17), nous ne trouverons pas d'exemples de réunion par première intention dans les ostéotomies non antiseptiques. C'est surtout l'érysipèle qui s'est montré comme complication des plaies (6 fois). Des abcès sont survenus plusieurs fois en donnant issue à des portions osseuses plus ou moins considérables. Dans un cas de Rynd, de Dublin (obs. 26), l'amputation fut mise en question à cause d'un état gangréneux de la plaie.

Tandis qu'on ne signale que quelques hémorrhagies en nappe, peu importantes, dans un fait de Ross (obs. 37), après une ostéotomie de jambe il y eut le dixième jour une hémorrhagie artérielle foudroyante qui nécessita, deux jours après, la ligature de la fémorale un peu au-dessous de l'origine de la fémorale profonde. Le malade guérit. Le défaut de réunion força Stéwens (obs. 20) à amputer un an après l'opération. Dans un autre cas, nous voyons Birkett (obs. 30) se décider à l'amputation cinq semaines après l'ostéotomie, en présence de l'état général du malade. Les deux malades guérirent. Les pansements les plus variés ont été mis en usage. Signalons le pansement à la charpie, les irrigations continues, le bandage ouaté, le pansement à l'alcool et enfin le pansement de Lister. Ce dernier a été employé 18 fois : 16 fois pour la jambe, 2 fois pour la cuisse. Tandis que 11 ostéotomies crurales non antiseptiques nous avaient donné 6 morts, 2 ostéotomies antiseptiques de la même région nous donnent deux réunions immédiates. Sur 36 opérations do cals vicieux de la jambe pansées suivant les anciennes méthodes, on a noté deux morts et plusieurs fois des complications très-graves. Seize ostéotomies antiseptiques nous donnent 16 guérisons. Nous regrettons de ne pouvoir apporter un plus grand nombre de faits d'ostéotomies antiseptiques pour cals vicieux, mais nous devons signaler les résultats étonnants obtenus par l'emploi de la méthode dans d'autres espèces de difformités.

Parmi les mémoires communiqués à la section de Chirurgie de la Société britannique dans la session d'août (1879) à Cork, il en est quelques-uns qui nous offrent d'utiles renseignements. Nous trouvons, en effet, 1° 50 ostéotomies faites par Parker, 1 cas de mort, une seule fois de la suppuration ; 2° 12 ostéotomies de Johns.

D'un autre côté, Volkmann dont la clinique était infestée de pyohémie et d'érysipèle avant la méthode antiseptique signale une statistique de 50 ostéotomies sans accidents mortels. Bardenheuer (1880) enregistre 23 observations d'excisions cunéiformes des os exemptes de mortalité.

Vingt-six sections osseuses pratiquées par Lister et 52 par Mac Cormac (1882) ne présentent pas de cas de mort. Notons cependant 1 cas de mort par septicémie sur 3 opérations d'Ogston pratiquées par Mosetig-Morhoof (Vienne). Nous pourrions encore ajouter les faits publiés par Parona, Socin, Kœnig, Czerni. Terminons cette énumération en mentionnant la statistique considérable de Mac Ewen. Ce chirurgien a pratiqué 835 ostéotomies antiseptiques sur 557 membres appartenant à 330 malades.

Il n'a jamais eu l'occasion de pratiquer l'ostéotomie pour cals vicieux.

Sur ces 835 opérations pratiquées sur 330 malades, il n'existe que 3 cas de mort et encore ces morts sont-elles indépendantes de l'opération (méningite tuberculeuse, pneumonie, diphthérie).

« A l'exception de huit cas, toutes les plaies guérirent par organisation du caillot sanguin sans production de pus. » Bien que la plupart de ces observations soient relatives à des enfants, cette brillante statistique n'en montre pas moins quel résultat on doit attendre de la méthode antiseptique, et quelles différences profondes existent entre ces opérations et les ostéotomies pratiquées d'après les anciens errements. On se demande à quelle épouvantable série d'échecs n'auraient pas donné lieu autrefois les 835 ostéotomies de Mac Ewen. Sans vouloir insister sur la question d'opportunité ou d'inopportunité de l'ostéotomie dans certains cas où elle a été employée, il est clair que cette opération gagne du terrain à l'étranger et qu'elle commence à être pratiquée plus souvent en France. Si l'on se reporte à la discussion à laquelle donna lieu la présentation du malade de Robert à l'Académie de chirurgie, on voit combien cette opération était redoutée.

Nous ne voulons pas dire que l'ostéotomie était indiquée chez le malade présenté (1); loin de là Mais ce qu'il importe de faire ressortir, c'est que tous les membres se montrèrent opposés à la méthode. Guersant rappelle un fait malheureux survenu entre les mains de Malgaigne sur un malade de son service et se repent d'avoir cédé aux observations de ce chirurgien. Maisonneuve, Larrey, Gerdy repoussent l'ostéotomie soit comme méthode générale, soit comme mode de traitement dans le cas particulier. Ils insistent sur l'emploi de l'ostéoclasie ou encore de l'orthopédie.

Laborie fait remarquer que le redressement d'une fracture consolidée presque à angle droit ne peut s'obtenir qu'en enlevant une partie de l'angle formé par la réunion des fragments. Il ajoute que, même après cette résection, on éprouve la plus grande difficulté pour mettre le pied dans la rectitude. Il déclare avoir vu Jobert pratiquer à Saint-Louis cette résection de l'angle saillant d'un cal vicieux chez un adulte. Le membre fut difficilement redressé; le malade succomba, du reste, à l'opération.

---

(1) Il s'agissait d'un enfant de quinze à seize mois porteur d'un cal vicieux datant de quelques jours après la naissance.

Cette unanimité dans les opinions était parfaitement justifiée par les résultats déplorables de l'ostéotomie. Nélaton, Vidal partagent cette manière de voir. Les classiques indiquent en quelques lignes l'ostéotomie comme une opération dangereuse, et ne devant être pratiquée que très-rarement.

Dans l'excellent traité de Gürlt (1862), traité si complet à tous les points de vue, nous trouvons des indications plus détaillées. Cet auteur insiste sur les services que peut rendre l'ostéotomie pratiquée pour des cals anciens ou accompagnés d'une déviation considérable du pied. Malgaigne, dans sa médecine opératoire, conseille l'ostéoclasie pour les cals faibles ou incomplets, la section osseuse simple quand l'angle est ouvert. Il indique la résection cunéiforme lorsque, l'angle étant très-prononcé, les fragments ne peuvent s'affronter après la rupture ou la section que par une très-petite surface vers le sommet de l'angle, tandis qu'ils demeureraient fort écartés de l'autre côté. En pareils cas, l'excision serait de rigueur.

Dans un travail très-intéressant sur l'ostéotomie et l'ostéoclasie au point de vue orthopédique, M. Nepveu fait remarquer que l'ostéotomie peut seule surmonter la résistance de certaines formations osseuses, qu'elle s'adresse directement à la lésion, et enfin que l'on ne court pas le risque de provoquer de l'ostéo-myélite, la section portant sur des tissus généralement peu vasculaires, n'offrant pas de canal médullaire. Il signale également les opinions de Walh et de Billroth, qui recom-

mandent la prudence dans l'emploi de cette opéra·
tion (1).

Dans un mémoire sur les incurvations rachitiques,
Bœckel rapporte une observation d'ostéotomie pour cal
vicieux de la jambe. D'après ce chirurgien, l'ostéotomie
est applicable chaque fois que l'ostéoclasie manuelle a
échoué. Elle ne constitue pas une opération de pure
complaisance, mais, au contraire, méritant d'entrer dans
la pratique courante de la chirurgie. Deux faits, l'un
d'ostéotomie, l'autre d'ostéoclasie ont été communiqués
à la Société de chirurgie, en juin 1880 ; le premier par
M. Duplay, le second par M. le Dentu. M. Duplay in·
siste sur la dureté extrême du cal, l'impossibilité de
redresser par une simple section, et la nécessité dans
laquelle il s'est trouvé de faire une résection cunéiforme.
La réduction devint alors facile, fut maintenue à l'aide
d'un bandage plâtré et la plaie pansée antiseptiquement
se réunit en partie par première intention.

A l'occasion de la communication de M. le Dentu,
M. Lucas Championnière trouve très-ingénieuses les
modifications apportées à l'appareil Collin et constate
la perfection du résultat obtenu, mais pense qu'il ne
faudrait adopter qu'avec réserve ce procédé de redressement. Selon lui, on peut se demander si, dans ces cas,
la résection osseuse ne serait pas encore préférable. Le
professeur Verneuil fait remarquer que le débat est en·
gagé entre l'ostéotomie et l'ostéoclasie, et que les chi·

---

(1) D'après Gussembauer, Billroth aurait toujours pu opérer le redressement avec les mains ou l'ostéoclaste (3 cas). Dans un cas, il s'agissait d'un
cal vicieux datant de 4 ans.

rurgiens préféreront encore pendant quelque temps ce dernier moyen. Les perfectionnements de l'ostéoclasie rendront de plus en plus rares les indications de l'ostéotomie, mais, ajoute-t-il, il y aura toujours des cas où cette dernière seule sera applicable.

Au mois d'octobre de la même année, Guéniot ayant demandé l'avis de la Société au sujet du traitement à employer chez un de ses malades, MM. Labbé, Sée, Farabeuf se déclarèrent partisans de l'intervention (1). Le Dentu trouve très naturel que l'on recommande l'ostéotomie, mais il fait remarquer que l'on serait obligé d'enlever six à huit cent. de tissu osseux si l'on voulait éviter la rupture des vaisseaux au moment du redressement. Afin d'éviter cet accident, M. Nicaise propose de faire de l'extension pendant un certain temps avant l'intervention.

A Lyon, M. Ollier a pratiqué six ostéotomies (du 6 mars 1880 au 18 mars 1882). Ces six opérations ont donné six succès. M. Poncet a également obtenu un résultat très satisfaisant après une ostéotomie cunéiforme du tibia.

Les faits d'ostéotomie tendent donc à se multiplier ; néanmoins, ils ne sont pas encore assez nombreux pour que leur analyse puisse nous permettre d'établir des conclusions absolument nettes au point de vue de ses indications et de ses contre-indications dans le

(1) Il s'agissait d'un enfant de sept ans, présentant un cal vicieux à l'union du tiers moyen et du tiers inférieur de la jambe. L'angle saillant en avant était à près de 90° ; le raccourcissement atteignait 8 cent. ; il y avait enfin rétraction manifeste du tendon d'Achille.

traitement des cals vicieux. Nous avons retiré cependant quelques renseignements utiles de l'étude des faits et des renseignements publiés.

Les *indications* de l'emploi de l'ostéotomie dans le traitement des cals vicieux nous paraissent provenir de trois sources principales :

1° De l'état de la lésion; 2° de l'état du sujet; 3° de l'état du milieu.

1° *État de la lésion*. — Ce n'est que dans les cas de difformités accentuées entraînant des troubles fonctionnels graves que le malade viendra réclamer les secours du chirurgien. On peut observer de nombreux cals vicieux au point de vue esthétique, mais pourvu que le membre soit solide, utile, non douloureux, il n'y aura pas lieu d'intervenir. L'abaissement du bassin, l'usage de chaussures à semelles épaisses corrigeront les inconvénients résultant du raccourcissement. Lorsque, au contraire, le cal donne lieu à des douleurs intolérables, à l'impotence fonctionnelle, on se trouve en présence de la principale indication de l'intervention. Il faudra alors tenir compte de l'*ancienneté* plus ou moins grande du cal, de sa variété et de son siège. Il est difficile de dire à quel moment le cal est trop dur pour pouvoir être redressé sûrement par l'ostéoclasie manuelle ou à l'aide d'appareils. Certains observateurs ont réussi à fracturer dans le cal deux ou trois et même quatre ans après la lésion; dans d'autres circonstances, on a signalé la dureté incroyable de certains cals datant de six mois à un an. L'ancienneté plus ou moins grande du cal ne peut donc pas nous offrir des indications absolument sûres pour l'emploi de l'ostéotomie. Il n'en est pas de même de la variété de consolidation osseuse à laquelle on a affaire. Tandis qu'une fracture dont les fragments se sont consolidés à angle très obtus n'indique pas spécialement l'ostéotomie, on doit absolument pratiquer la résection cunéiforme lorsqu'on veut obtenir le redressement d'un cal à angle droit.

Il importe, en pareil cas, de tenir compte de l'impossibilité où l'on est de redresser sans faire subir de perte de substance au cal, impossibilité attestée par plusieurs observations. On pourrait craindre, de plus, qu'après le redressement par l'ostéoclasie, les deux extrémités fracturées étant en contact seulement par une très-petite surface, il ne s'en suive de grandes difficultés dans la consolidation. Les cals vicieux surtout par le chevauchement qu'ils présentent, les cals en Z de Laugier contre-indiquent l'emploi de l'ostéoclasie. En effet, la fracture se faisant à travers le cal, ne donnerait qu'un résultat extrêmement incomplet. En pareils cas, on devra recourir d'abord à des manœuvres manuelles d'intensité variable, dans le but de disjoindre, de mobiliser les fragments, et plus tard employer l'extension permanente. La Clinique démontre que les cals restent souples et malléables d'autant plus longtemps que le déplacement est plus considérable. Ces manœuvres ont-elles échoué, il nous parait indiqué de pratiquer la section oblique du cal et de l'extrémité des fragments.

Le *siège* du cal est un élément dont on doit tenir le plus grand compte dans le choix de la méthode à employer. Tandis qu'une consolidation vicieuse succédant à une fracture diaphysaire pourra être corrigée souvent facilement par l'ostéoclasie, les cals vicieux avoisinant une jointure nécessitent fréquemment l'ostéotomie. Il en est ainsi particulièrement pour les fractures de l'extrémité inférieure de la jambe.

2° *État du sujet.* — De l'avis de la plupart des chirurgiens, de M. Ollier entre autres, toutes les fois qu'il s'agira de cals vicieux chez des enfants au-dessous de 10 ans, l'ostéotomie sera généralement contre-indiquée, l'ostéoclasie donnant la plupart du temps, en pareil cas, d'excellents résultats.

Il importe toutefois de bien distinguer ici les fractures vicieusement consolidées, des cals vicieux rachitiques (dont nous ne nous occupons nullement dans notre travail). On a trouvé, en effet, chez des rachitiques de deux ou trois ans un tissu osseux tellement éburné que l'ostéotomie paraissait seule possible.

A la lecture de nos observations d'ostéotomies, il paraît évident que c'est à l'âge adulte qu'existent les cals les plus résistants, abstraction faite de l'ancienneté de la lésion. A part l'âge du sujet, on devra tenir compte de son état général, et laisser de côté l'opération lorsqu'il existe une affection générale grave (albuminurie, diabète, etc.)

3° *État du milieu.* — Les conditions du milieu dans lequel le chirurgien est appelé à opérer doivent entrer sérieusement en ligne de compte. Malgré les améliorations incessantes apportées dans l'hygiène hospitalière, on n'a pu obtenir partout la disparition absolue des complications qui se présentaient si souvent autrefois. Dans de telles conditions, il est évident que le chirurgien est tenu à la plus grande réserve, et ne doit se décider à opérer qu'après avoir mûrement réfléchi sur l'opportunité de son intervention.

Cet examen général de l'ostéotomie terminé, il nous reste maintenant à exposer les résultats de la méthode dans le traitement des cals vicieux : 1° de la cuisse; 2° de la jambe; 3° du membre supérieur.

OSTÉOTOMIE POUR CALS VICIEUX
DE LA CUISSE

L'analyse des treize observations d'ostéotomies crurales nous montrent que, la plupart du temps, il s'agissait de cals vicieux ayant succédé à des fractures de la partie supérieure du fémur (huit fois). Dans deux cas seulement, ils siégeaient dans la moitié inférieure, une fois au milieu ; on ne signale pas le siège de la lésion dans deux observations. Le déplacement s'est montré en corrélation parfaite avec le siège du cal. Les fractures du 1/3 supérieur ont toutes donné lieu à des cals anguleux saillant en dehors ou un peu obliquement en avant. Il existait, en outre, un certain degré de rotation du fragment inférieur. Cette rotation était si prononcée dans un cas que le malade étant dans le décubitus, le bord externe du pied reposait complètement sur le lit. Une fracture sus-condylienne d'origine intra-utérine (obs. 10) donna lieu à une déformation analogue à celle du genu valgum. Signalons un cal avec double saillie anguleuse

(obs. 11), la première en dehors, la seconde en avant.
Le raccourcissement a varié de 4 cent. à 1 pied ; dans
la plupart des cas, impotence fonctionnelle absolue.
Parmi les opérés, 5 avaient plus de 25 ans, 4 étaient
âgés de 10 à 25 ans, les 4 derniers étaient des enfants,
le plus vieux avait 55 ans, le plus jeune 2 mois. Les chirurgiens ne se sont pas le plus souvent décidés à intervenir d'emblée. Quatre fois, l'on fit des tentatives de
rupture à l'aide d'ostéoclastes (obs. 4, 9, 11, 13) pour
des cals datant de 6 mois à 14 mois. Portal (obs. 6)
n'aurait pu obtenir le redressement d'un cal de 40 jours.
Clémot (obs. 4) vit échouer l'extension et se décida à
la résection cunéiforme. Gay (obs. 7) pratiqua l'ostéotomie parce que, l'ostéoclasie faite, le déplacement se
reproduisait constamment.

Nous voyons que les fractures à déplacement anguleux très-marqué sans chevauchement très-notable ont
surtout été traitées par l'excision cunéiforme. La section
simple fut faite seulement deux fois (obs. 1, 12) par
Wasserfuhr et Maunder. Le premier de ces chirurgiens
combina l'ostéoclasie à la section, le second obtint un
excellent résultat dans un fait remarquable, surtout par
la rotation en dehors du fragment inférieur. La coupe
osseuse pratiquée à l'aide de divers instruments, on cher-
cha à maintenir la réduction et à diminuer le raccourcissement par l'application d'appareils à extension. On
obtint ainsi trois résultats parfaits, deux fois une amélioration considérable. La guérison se fit attendre huit
mois dans un cas (obs. 2), et dans un autre elle eut lieu
vers le soixantième jour.

Sur les 13 opérés, 5 ont succombé plus ou moins

longtemps après l'opération, le sixième est mort après une amputation pratiquée un an plus tard pour défaut de consolidation. Cette mortalité déjà effrayante le devient bien plus si l'on met à part les deux faits de Maunder et de Trendelenburg dans lesquels on s'est servi de toutes les précautions antiseptiques. La pyohémie (3 fois), la gangrène gazeuse (1 fois), le choc opératoire (1 fois) ont enlevé les malades. Dans un cas (obs. 5) l'autopsie n'aurait révélé qu'un épanchement séreux considérable dans le ventricule moyen du cerveau. Les deux ostéotomies antiseptiques nous donnent deux réunions immédiates.

CONCLUSIONS

1° L'ostéotomie ne nous a pas paru indiquée d'une façon bien nette dans plusieurs de ces faits. Il est probable que l'ostéoclasie actuelle perfectionnée aurait permis de redresser et d'éviter ainsi les chances de mort résultant de l'imperfection des pansements mis en usage.

2° En raison des résultats si dissemblables des anciennes ostéotomies et des opérations de Maunder et de Trendelenburg, il nous semble que l'on doit faire table rase des faits anciens et ne plus faire entrer en ligne de compte que ceux traités antiseptiquement.

3° Lorsque l'opération sanglante ne sera pas indiquée d'emblée par un des motifs suivants :

    1° Difformité extrèmement anguleuse ou cal volumineux nécessitant l'excision d'une portion osseuse ;

2° Cal ancien avec chevauchement notable, cal en Z exigeant une ostéotomie oblique avec ou sans rescision de l'extrémité des fragments;

3° Siège de la lésion dans le voisinage du genou rendant impossible l'application d'un ostéoclaste;

l'opérateur devra tenter la rupture et le redressement avant de prendre le bistouri et le ciseau.

4° On devra s'entourer des plus grandes précautions antiseptiques, et s'assurer les bénéfices d'une opération sous-périostée en pratiquant la section ou l'excision après décollement préalable du périoste.

Il est de toute nécessité de surveiller de très près les suites de l'opération.

5° Nous avons signalé dans nos généralités les contre-indications nombreuses qui peuvent résulter soit de l'état du sujet, soit du milieu.

OSTÉOTOMIE

POUR CALS VICIEUX DE LA JAMBE

Ce sont surtout les cals vicieux de la jambe qui ont donné lieu à l'intervention chirurgicale. Tandis que nous ne trouvons que treize ostéotomies crurales, nous avons 51 opérations pratiquées sur la jambe. La fréquence plus grande des fractures de jambe, la difficulté de leur réduction dans certains cas nous rendent compte de ce fait : il faut ajouter que des malades qui s'inquiètent peu d'une fracture de l'extrémité inférieure de la jambe et la laissent se consolider vicieusement, auraient réclamé les soins d'un médecin si la cuisse eût été le siége de la lésion.

Dans la plupart des faits, le cal siégeait au-dessus du milieu, 5 fois seulement à la partie moyenne, et 2 fois au 1/3 supérieur. Si l'on prend les faits dans leur ensemble, les résultats généraux paraissent bien meilleurs que ceux fournis par l'ostéotomie crurale. Nous voyons, en effet, que 51 opérations ont donné 22 fois un résultat parfait, et 25 fois une amélioration telle que le membre est redevenu utile, tout en conservant une légère difformité et un raccourcissement plus ou moins marqué. Nous ne relevons que deux cas de mort, l'un par pyohémie, l'autre par pourriture d'hôpital.

Deux fois le chirurgien a dû pratiquer l'amputation quelque temps après l'ostéotomie. Dans un cas, l'opération était indiquée par le mauvais état général du sujet (obs. 30) ; dans l'autre, par le défaut de réunion osseuse après un intervalle d'un an (obs. 20).

Il importe enfin de faire remarquer que ces résultats défavorables portent seulement sur 32 ostéotomies non antiseptiques. Dans les 19 cas où le pansement de Lister a été employé nous ne trouvons à signaler que 2 érysipèles très bénins. La différence des symptômes, les particularités que présente le traitement suivant le point où a porté la fracture, nous ont engagé à étudier séparément les cals vicieux siégeant : 1° au-dessus du milieu ; 2° à la partie moyenne ; 3° à l'extrémité inférieure de la jambe.

1° CALS VICIEUX DU TIERS SUPÉRIEUR DE LA JAMBE. — Deux faits de cals vicieux siégeant au tiers supérieur de la jambe ont été publiés par Aston Key (1838), et l'autre par Pancoast (1856). Dans la première de ces deux observations (obs. 19, 36), nous voyons que la fracture produite par un coup de feu était accompagnée d'une perte de substance considérable et s'était consolidée à angle saillant en dehors. Le pied présentait un degré d'équinisme assez prononcé ; le pied appuyait sur le sol par son éminence thénar. L'opération consista en une simple section à la scie à chaîne et à la scie ordinaire. Bandages à attelles, pelottes, l'une au-dessous du genou, l'autre au dessus des malléolles, guérison au bout de trois mois. Pancoast rendit au malade un membre très utile en intervenant pour un cal très solide situé à 2 pouces au-dessus du genou, présentant un déplacement anguleux de 90 degrés, saillant en arrière avec flexion à angle droit du fragment supérieur sur les condyles du fémur. Le chirurgien fit tout d'abord la ténotomie des tendons de la patte d'oie, put alors étendre progressivement le genou et enlever un segment cunéiforme au niveau de la saillie du cal. Dans le premier cas il s'agissait d'un adulte, dans le second d'une jeune fille de douze ans. En raison du voisinage de la jointure, de la solidité du cal et de la nécessité dans le second cas de pratiquer une excision, la conduite de ces chirurgiens nous paraît très logique et mérite d'être imitée.

2° CALS VICIEUX DE LA PARTIE MOYENNE. — Korzeniewski (1833), Portal (1837), Parry (1838), Kuchler (1856) et Ross (1857) ont pratiqué l'ostéotomie pour des cals vicieux de la partie moyenne moyenne de la jambe. La première de ces observations est relative à un malade qui présentait un cal très-épais courbé à angle obtus, et donnant lieu à une impotence fonctionnelle absolue. La pointe du pied était fortement dirigée en dedans, le creux plantaire regardait en dehors. La résection cunéiforme du tibia, l'ostéoclasie du péroné rendirent au malade l'usage de son membre inférieur : 7 mois plus tard il pouvait reprendre toutes ses occupations, danser et monter à cheval. Portal fit une résection cunéiforme et obtint un résultat parfait chez un malade de 52 ans, présentant un cal anguleux de 33 jours. Parry fit la résection cunéiforme du tibia, du péroné et d'un pont osseux unissant ces deux os pour un cal de 7 ans remarquable par un déplacement à angle droit. Le sujet, âgé de 22 ans, guérit en 48 jours avec un raccourcissement très-minime. Kuchler (obs. 34) obtint également un bon résultat en opérant un cal énorme anguleux, datant de 10 ans, qui avait déterminé une impotence fonctionnelle absolue. Après avoir fait une perforation de 3 pouces de profondeur (avec un vilebrequin) il sectionna de chaque côté, à la scie, un cal éburné, dur comme de l'ivoire. Son malade put travailler au bout de quatre semaines. Dans l'observation de Ross nous voyons qu'une consolidation anguleuse, saillante en avant, troublant gravement les fonctions du membre fut guérie au bout de 4 mois.

Le malade présentait seulement uue légère claudication due à une ankylose tibio-tarsienne antérieure. Il importe de signaler un accident qui sembla, à un moment donné, devoir compromettre la vie du malade. Il

s'agit d'une hémorrhagie artérielle qui nécessita la ligature de la fémorale un peu au-dessous de la naissance
de la fémorale profonde. Ross avait pratiqué la résection cunéiforme du tibia, l'ostéoclasie du péroné et la
section du tendon d'Achille (obs. 37).

La nécessité d'enlever un coin osseux, la dureté considérable du cal, l'impotence fonctionnelle absolue signalées dans ces cas nous paraissent légitimer complètement l'emploi de l'ostéotomie.

Il nous semble étonnant que Portal n'ait pu redresser
un cal de trente-trois jours; c'est là un fait justiciable de
l'extension, du redressement manuel et non de l'ostéotomie.

3° CALS VICIEUX DU TIERS INFÉRIEUR DE LA JAMBE.
— D'après les tableaux comparatifs de Gurlt, les fractures de jambe donneraient lieu bien moins souvent
que les fractures de cuisse à des difformités assez considérables pour que l'intervention chirurgicale soit nécessaire. Nous ferons remarquer que le 1/3 inférieur de la
jambe paraît être le siège de prédilection des cals vicieux. Sans revenir sur l'examen fait au début de ce
mémoire des conditions d'anatomie et de physiologie
pathologiques qui président à ces déviations, nous
croyons devoir insister sur les difficultés très grandes du
traitement de ces fractures en général et spécialement
de la variété décrite par Dupuytren.

En 1771, David s'attache à montrer les dangers résultant de ces fractures : à l'appui de son assertion, il
rapporte que dans un cas, après deux mois de soins et de
traitement infructueux, il fut forcé de pratiquer l'amputation. J.-L. Petit, Bromfield (1773), Percival Pott s'oc-
cupèrent également de cette question. Pouteau estime
que le pronostic de ces fractures doit toujours être sé-
vère, et que l'on doit s'attendre à une difformité, à une
déviation persistante, gênant plus ou moins les fonctions du membre. Plus près de notre époque, les travaux
de Dupuytren sont venus nous apporter de précieux
renseignements sur le traitement de ces lésions. Robert,
Richet ont insisté sur la nécessité de surveiller activement ces fractures, et de prévenir, par des appareils
appropriés, les consolidations vicieuses. Un fait cité par
M. Richet nous paraît particulièrement remarquable et
mérite d'être signalé comme un triste exemple de l'incu-
rie qui a présidé au traitement d'une de ces fractures. Il
s'agit d'un jeune homme, récemment marié, qui pendant une excursion sur la mer de glace, eut le pied pris
dans une fissure et fit une chute si malheureuse qu'il se
fractura la jambe. Il y avait eu probablement fracture du
péroné et arrachement de la malléole interne. Le traitement fut si mal dirigé que la consolidation faite, la face
plantaire regardait en dehors et la marche se faisait sur
le bord interne. Ce malheureux malade refusant toute
intervention, M. le professeur Richet lui conseilla de
porter une chaussure palliant, autant que possible, les
inconvénients résultant de la difformité. Malgré cela,
c'est à peine s'il peut faire « quelques 25 mètres sans

souffrir, et il passe son existence à maudire ceux qui l'ont traité. »

Nous avons maintenant à examiner les résultats four.nis par l'ostéotomie dans le traitement des difformités consécutives: 1° aux fractures que nous pourrions appe• ler péronières; 2° aux fractures des deux os siégeant à une hauteur variable entre la limite supérieure du tiers inférieur de la jambe et le plateau articulaire.

§ I

Les fractures du péroné avec arrachement de la malléole interne, consolidées vicieusement ont nécessité treize fois l'ostéotomie. Toutes se sont présentées avec un cortège de symptômes tellement identiques qu'il est possible d'en faire la description en bloc. Dans la géné•ralité des faits, on a noté la dépression en coup de ha-che de Dupuytren, la saillie du tibia à la partie interne du cou-de-pied et la déviation du pied en dehors. Très•souvent au niveau de la saillie tibiale existait une ulcé•ration d'étendue variable, survenue quelques jours après la production de la fracture et remarquable par ce fait qu'elle était rebelle à tout traitement. A part la dévia-tion du pied en dehors, on a signalé dans quelques cas la position en varus et en valgus ; plusieurs fois, il y avait un degré prononcé d'équinisme. Mayer (1854), Richet ont trouvé l'astragale enclavé entre la malléole externe refoulée en dehors, devenue presque horizontale, et la face externe du tibia. Dans notre observation iné•dite (obs. 5) on peut voir que M. Ollier constata une disposition analogue de l'astragale. Dans ces faits, il y avait un élargissement notable de l'espace intermal•léolaire.

L'impotence fonctionnelle consécutive à ces difformités était telle que, parmi les moins invalides, ils ne pou-
vaient marcher sans béquilles. La marche était impossible, à cause des changements survenus dans la stati-
que du membre inférieur; de plus, les mouvements
provoqués étaient extrêmement douloureux chez quelques sujets.

Dans un fait de Terrillon (obs. 54), il existait dans
tout le membre inférieur des élancements douloureux,
siégeant principalement sur le trajet du sciatique. En
présence de semblables lésions, les anciens chirurgiens
pratiquaient l'amputation; aujourd'hui, l'on peut conserver un membre utile au malade en pratiquant l'ostéotomie.

L'opération a porté 3 fois sur le péroné seul, 10 fois
sur cet os et le tibia. Bien que dans nombre de circonstances, on ait réséqué le plateau tibial et une étendue
variable de l'extrémité inférieure du tibia, le caractère
de l'intervention, la coexistence d'une ostéotomie du péroné nous ont engagé à étudier dans notre mémoire les
faits de MM. Verneuil, Polaillon, Terrillon, etc..., publiés sous le titre de *Résections tibio-tarsiennes.*

Si l'on compare les procédés mis en usage, on voit
que dans certains faits dus à Smith (1850, obs. 29),
Meyer (obs. 33) et Richet (obs. 42), le chirurgien a pu
se contenter d'une simple section du péroné pour obtenir un redressement complet. Notons cependant que tous
trois firent la ténotomie du tendon d'Achille. Dans ces
trois cas, la déformation était très prononcée, et, si l'on
se reporte à notre tableau synoptique, on peut voir que,
dans le premier cas, il y avait une courbure considérable
à concavité externe au-dessus de la malléole péronière,

saillie tibiale en dedans, déviation du pied en dehors, rotation en dehors de la face plantaire. Dans le second, à part la luxation du pied en dehors, l'espace intermal-léolaire était considérablement augmenté, l'astragale était enclavé entre le tibia et le péroné; enfin, dans le troisième, la déviation en dehors était très notable et accompagnée d'un peu de rotation du pied. Sections os-seuses et ténotomies pratiquées, l'appareil de Dupuytren pour les fractures du péroné fut appliqué, et permit de maintenir la réduction. Le malade de Smith, âgé de 23 ans, dont la lésion datait de deux mois, guérit parfaite-ment au bout de cinq mois; ceux de Mayer et de Richet récupérèrent l'usage du membre au bout de deux mois et démi. Ces deux derniers sujets étaient âgés l'un de 57, l'autre de 49 ans; le cal datait de trois et de cinq mois. — Dans les dix autres observations on a enlevé une certaine portion du tibia, en même temps que l'on attaquait par le ciseau ou l'ostéoclasie le cal vicieux du péroné. Ce dernier est fréquemment signalé comme opposant une résistance presque insurmontable au moment où la rondelle tibiale étant enlevée, on cher-che à mettre le membre en bonne position. La section ou l'excision du péroné paraît être la clef de la manœu-vre; trois fois elle seule a suffi pour permettre de re-dresser tandis que dans tous les faits de résections tibiales, on a été dans l'obligation de sectionner ou de rupturer le péroné, pour obtenir un résultat immédiat satisfaisant. On comprend facilement pourquoi dans les cals vicieux dont nous nous occupons actuellement, l'obstacle important se trouve du côté du péroné : c'est la fracture de cet os qui est la cause première de tous ces accidents et c'est la déviation de la malléole externe qui permet aux péroniers latéraux et aux tendons d'Achille de déterminer les déviations signalées plus haut. Il nous semble logique de s'adresser tout d'abord à la lésion et par conséquent de commencer toujours l'opération par l'ostéotomie du cal vicieux péronier. Nous trouvons un double avantage à cette façon de procéder; le premier, qui nous paraît considérable, est que, dans certains cas, l'obstacle principal au redressement étant supprimé, on pourra après quelques manœuvres de massage, une ténotomie au besoin, replacer le membre dans la rectitude. On pourra ainsi éviter la résection tibio-tarsienne.

Le second avantage, signalé par Polaillon (1882) à la Société de chirurgie au cours d'une discussion, c'est que la section préalable de la malléole externe facilite beaucoup la luxation du pied en dehors. On peut alors dénuder et sectionner beaucoup plus facilement l'extrémité inférieure du tibia. Il y a donc tout intérêt à faire de la section ou de l'excision du péroné, le premier temps de l'opération. Nous reconnaissons toutefois que la résection tibio-tarsienne sera souvent nécessaire. M. le professeur Verneuil a, en effet, particulièrement insisté sur les difficultés que l'on éprouve pour opérer le redressement, lors même que l'on a réséqué péroné et tibia. Il pense qu'en pareille circonstance, c'est un petit fragment osseux intermédiaire aux deux os qui s'oppose à la correction de la difformité. Dans les trois faits qu'il a publiés (obs. 52, 53, 57), nous voyons qu'il a chaque fois pratiqué la résection des extrémités articulaires du tibia et du péroné. Dans un cas, il fit de plus la ténotomie des péroniers ; ses trois malades guérirent avec des membres très utiles.

Dans le courant de la discussion, à laquelle donna lieu le mémoire de Nepveu, à la Société de chirurgie (fév. 1882), M. Verneuil parle de deux autres faits personnels, également favorables. Il pose le principe de la suppression des tendons abducteurs et adducteurs du pied (déjà admis par Lisfranc, paraît-il) et déclare avoir eu à se repentir d'avoir conservé les tendons des péroniers ; les résultats de ses opérations sont là pour démontrer que cette pratique est bonne.

M. Polaillon pense que l'on peut éviter la ténotomie des péroniers si l'on a soin de conserver la malléole externe au lieu de la réséquer. En l'enlevant, on prive la jointure d'un solide point d'appui, et dès lors l'action des muscles peut déterminer facilement toutes les variétés de déplacement du pied. Au surplus, comme le fait remarquer judicieusement M. Polaillon, bien que la résection sous-périostée de la malléole ait donné une articulation suffisamment solide latéralement (comme le démontrent les faits de Verneuil), on peut toujours craindre que la reproduction osseuse ne vienne à manquer et ne laisse au malade un membre inutile en raison de la mobilité latérale du pied. Demons, Richet, Terrillon, et bien avant eux Syme (1834), ont fait la résection du tibia avec conservation de la malléole externe et ont obtenu de bons résultats (obs. 32, 42, 51, 54).

Signalons en passant un détail intéressant de l'opération de Syme.

Après avoir enlevé un pouce environ de l'extrémité inférieure du tibia et sectionné le péroné au niveau de sa fracture, il opéra le redressement du membre ; au grand étonnement de Syme, le malade revu deux mois plus tard présentait une malléole interne. Cette saillie avait été sans doute arrachée par le ligament latéral interne et avait récupéré sa position, s'était soudée à la diaphyse par suite de la correction de la difformité. Sur ces treize cas, cinq fois seulement le Lister a été employé ; tous les malades guérirent ; l'un d'entre eux aurait cependant été atteint d'un érysipèle. Nous n'insistons pas sur le degré de mobilité de l'articulation tibio-tarsienne observé dans ces circonstances ; le point important, c'est que le pied se trouve solidement fixé dans la rectitude et puisse reposer sur le sol par toute sa face plantaire. Un opéré de M. Ollier (obs. 6) présente un résultat très favorable au point de vue fonctionnel, bien qu'il y ait une ankylose tibio-tarsienne apparente.

En résumé, on peut tirer les conclusions suivantes des faits précédents : 1° L'ostéotomie appliquée au traitement des cals vicieux consécutifs aux fractures du péroné avec arrachement de la malléole interne permet de rendre un membre utile au malade dans des cas où autrefois on eût fait l'amputation.

2° L'ostéotomie s'adressant à la lésion, et rien qu'à la lésion, paraît indiquée de préférence à tout autre mode de traitement, lorsque la fracture offre déjà une consolidation assez marquée. L'existence fréquente d'ulcérations, de troubles de nutrition du côté des parties molles nous paraît contre-indiquer également l'ostéoclasie.

3° Il paraît préférable de faire la section du péroné dans le premier temps de l'opération : 1° parce qu'elle a suffi dans certains cas à difformité très prononcée ;

2° parce qu'elle permet de luxer le pied en dehors et de réséquer plus facilement le tibia, si la nécessité s'en fait sentir (Polaillon).

La section tibiale avec conservation de la malléole externe, qu'il y ait ou non ténotomie, présente de grandes garanties au point de vue de la solidité latérale, et paraît prévenir efficacement toute récidive de la difformité.

4° Un bandage plâtré exactement appliqué et surveillé de près est le meilleur appareil à employer. Toutes les précautions antiseptiques seront évidemment de rigueur: la cicatrisation et la consolidation obtenues, l'électricité, le massage pourront rendre d'utiles services contre l'atrophie de muscles de la jambe, observée assez souvent.

§ II

Sur les vingt-trois autres ostéotomies pratiquées pour des cals vicieux ayant succédé à des fractures de la partie inférieure de la jambe, nous voyons que dans la majorité des cas on avait affaire à des sujets adultes porteurs de cals anciens (8, 10, 18, 30 ans). Si l'on joint à cela la déviation anguleuse très marquée, le volume très-notable du cal, notés dans la plupart des cas, on voit que presque toujours le chirurgien s'est trouvé aux prises avec de grandes difficultés, pour obtenir le redressement. Le raccourcissement, qui a varié de quelques centimètres à 3 pouces 1/2, n'était pas la cause principale de l'impotence fonctionnelle indiquée dans toutes les observations, c'était plutôt la déviation anguleuse avec rotation et déplacement latéral du fragment inférieur et du pied.

La rétraction du tendon d'Achille et des fléchisseurs des orteils, l'atrophie musculaire du mollet et de la cuisse sont signalées dans plusieurs faits; notons enfin l'existence de douleurs très vives, spontanées ou provoquées par des tentatives de marche. — On fut toujours obligé d'enlever un coin ou une rondelle osseuse tibiale pour obtenir le redressement, et l'on dut faire en même temps, soit la section, soit la fracture du péroné. Dans quelques faits, l'opération fut rendue difficile par l'existence d'une masse osseuse. — La ténotomie fut employée pour combattre l'équinisme. — Les suites de l'opération furent compliquées deux fois d'érysipèle grave; chez un opéré de M. Ollier, malgré le pansement antiseptique, un érysipèle survint le 3· jour, mais présenta une allure extrêmement bénigne. La pyohémie (Wutzer, 1840), la pourriture d'hôpital (Malgaigne, 1846) enlevèrent deux malades. Stewens (1839) et Birkett (1853) furent obligés d'amputer après l'ostéotomie; le premier parce que la réunion osseuse ne s'était faite, le second à cause du mauvais état général du malade. Dans tous les autres cas il y eut une amélioration souvent très grande permettant l'usage du membre. Le pansement antiseptique fut employé neuf fois.

En raison de l'âge du sujet, de l'ancienneté de la lésion, du volume du cal et de la déviation anguleuse très prononcée, constatés dans la généralité des faits précédents, l'ostéotomie était parfaitement indiquée. —

Cette opération a permis de supprimer plus ou moins complètement l'état d'impotence fonctionnelle présentée par le malade. On pourra donc l'employer avec avantage, toutes les fois que le volume du cal, son éburnation et sa disposition anguleuse ne pourront permettre l'ostéoclasie.

OSTÉOTOMIE POUR CALS VICIEUX

DU MEMBRE SUPÉRIEUR

L'ostéotomie a été pratiquée seulement trois fois pour des cals vicieux du membre supérieur.

Schœpff, Toland l'ont employée pour le bras; Gardeil, pour l'avant-bras. Quant aux faits de Velpeau et de Blandin, ce sont simplement des excisions de pointes osseuses comprimant ou ulcérant les parties molles avoisinantes.

Cette pénurie d'opérations et les détails incomplets que nous possédons sur ces trois cas ne nous permettent pas d'en présenter une étude même sommaire (1).

---

(1) Ces trois observations sont insérées dans notre tableau synoptique; leur lecture peut fournir quelques renseignements.

CHAPITRE IV

CALS VICIEUX PAR LÉSION DES PARTIES MOLLES

Ainsi que nous l'avons fait remarquer au début de ce mémoire, notre quatrième et dernier chapitre constitue en quelque sorte un appendice à l'étude des cals vicieux par déplacement. — Les faits que nous avons spéciale•ment en vue, actuellement, sont ceux dans lesquels la lésion prédominante était l'ulcération des téguments, ou bien l'irritation, la compression des nerfs, des vaisseaux, par le cal ou la pointe des fragments. — Dans ces diffé•rents cas, le chirurgien est intervenu en pratiquant l'a•blation de la portion osseuse qui faisait saillie. Nous étudierons tout d'abord les faits de résection de pointes, de becs osseux déterminant l'ulcération des téguments.

§ I .

Le déplacement des fragments, l'exubérance du cal d'une part, et d'autre part le défaut de soin, les fatigues excessives, le frottement des chaussures ou des vêtements sont les causes les plus fréquentes des ulcères consécutifs aux fractures. C'est surtout à la jambe et au bras que l'on a signalé ces ulcères persistants, tenaces, souvent accompagnés de productions périostiques volumineuses.

Dans tous les cas, le seul moyen d'obtenir la guérison de la lésion a été de supprimer la pointe saillante, soit avec les cisailles de Liston, soit encore avec la scie ordinaire ou le ciseau. C'est là une opération absolument courante, et que nombre de chirurgiens ont dû pratiquer sans en publier les détails. Nous trouvons toutefois, dans Gürlt, une série d'observations assez remarquables. Enfin, dans la *Gazette des Hôpitaux* (1881, page 261), nous trouvons un fait de nivellement sous-périosté d'un cal difforme pratiqué avec succès par M. Poncet (de Cluny).

En ce qui concerne le membre inférieur, nous voyons que l'intervention chirurgicale était parfaitement justifiée par l'existence de douleurs souvent très vives, au niveau de la fracture, et une impotence fonctionnelle relativement marquée. Dünn (de Scarborough), 1821, enleva avec la scie de Hey une pointe du péroné qui avait déterminé l'ulcération des téguments, des douleurs très marquées et l'impossibilité de s'appuyer sur le

sol. La guérison eut lieu en 4 jours. Textor (1829), Adelmann (1835), Blasius (1839) ont pratiqué avec succès
des opérations analogues à la précédente.

Dans un fait de Butcher (1852), on pratiqua la résection d'un fragment osseux, péronier, ayant produit une
ulcération persistante au niveau de l'articulation tibio-
tarsienne. La guérison fut rapide ; le malade recouvra le
libre usage du membre.

Nous avons vu pratiquer 4 fois par différents chirurgiens de Lyon, ce nivellement osseux, comme l'appelle
si justement, M. Poncet ; tous les cas furent suivis de
succès.

Duncan a publié en 1827 un cas de résection de
pointe osseuse irritant les téguments et consécutive à
une fracture compliquée de plaie du 1/3 supérieur de
la cuisse ; le malade guérit.

Au membre supérieur, ce sont surtout les fractures de
l'humérus qui ont donné lieu par le déplacement des
fragments et l'exubérance plus ou moins grande du cal,
à l'irritation inflammatoire et douloureuse des téguments.
Frick (1824), Velpeau (1823), Blandin (1844), ont pratiqué avec succès une ablation de pointe osseuse. Dans
une observation de Gunther et Weickert (1844) nous
notons la résection (avec des cisailles) faite à deux
reprises, pour combattre les douleurs que provoquait
l'extrémité supérieure du fragment inférieur d'une fracture du col chirurgical. Le résultat fut excellent ; disparition des douleurs, libre usage du membre. Middeldorpf
(1853) obtint également un très bon résultat dans des
circonstances analogues.

Périer (1879) a enlevé avec succès une portion d'un fragment claviculaire faisant saillie sous la peau et déterminant de très-vives douleurs.

Signalons en terminant un fait de Rutherford Alcock (1835). Ce chirurgien pratiqua l'ablation d'une saillie osseuse, aiguë, soulevant les téguments, et consécutive à une fracture de l'extrémité supérieure du cubitus. Les mouvements de pronation et de supination étaient rendus impossibles par les douleurs auxquelles ils donnaient lieu. *Le malade recouvra, peu à peu, la mobilité complète.*

Nous pouvons conclure des faits précédents que l'ablation de portions osseuses est une opération bénigne ; ses résultats ont été excellents avant la méthode antiseptique ; actuellement, l'emploi du pansement de Lister constitue une nouvelle garantie de succès.

§ II

Notre second paragraphe comporte l'examen sommaire des sections et ablations osseuses pratiquées dans le but de libérer des nerfs ou des vaisseaux comprimés par le cal ou les fragments. L'humérus, le tibia, la clavicule, telles sont les trois parties du squelette dont la fracture a donné lieu aux troubles que nous avons à décrire.

En 1865, M. le professeur Ollier publia dans la *Gazette hebdomadaire* une observation intitulée : *nerf radial comprimé dans un canal osseux accidentel, à la suite d'une fracture de l'humérus. Dégagement du nerf*

par une opération chirurgicale. Guérison de la paralysie.
Ce fait remarquable, aussi bien au point de vue de la
précision du diagnostic que du résultat opératoire, se
trouve plus tard signalé de nouveau dans la thèse de
Reuillet (1869), ainsi que deux autres à peu près analogues dus à Pitha et à Franck Hamilton, de Buffalo. Le
premier de ces chirurgiens intervint pour une paralysie consécutive à la pression produite par un cal exubérant du 1/3 supérieur de l'humérus ; le second réséqua un fragment osseux huméral soulevant le nerf mé-
dian.

Un an plus tard pas d'amélioration.

En 1872, nous trouvons dans le *Berlin. Klin. Worch.*
34, une observation de Bush, relative à un englobe-
ment du nerf radial par le cal. On emporta le canal osseux au ciseau et au maillet, et l'on en sortit le nerf
comprimé qui était poli et lisse comme un ligament.

Chose curieuse, dès le lendemain de l'opération, le
malade put étendre et fléchir les doigts, alors que les
excitations électriques restaient sans action sur les muscles ; la paralysie datait cependant de seize mois.

A part une observation de Trélat communiquée à
l'Association française pour l'avancement des sciences
(Lille, 1874), nous trouvons dans les années qui suivirent les faits de Tillaux (1877), Ogston 1877), Delens
(1879), Vogt (1877); Trélat n'obtint pas d'amélioration
dans l'état de son malade.

Delens aurait eu un bon résultat si un phlegmon n'é-
tait venu suspendre un moment le processus curatif. Dans
le cas de Vogt, il y avait un enclavement partiel du
plexus brachial dans un cal de l'extrémité supérieure de

l'humérus. Les suites opératoires furent favorables ; cependant malgré l'électricité, les mouvements et la sensibilité revinrent imparfaitement.

Ce serait nous écarter de notre sujet, que de refaire l'histoire clinique (déjà présentée par MM. Reuillet et Lablancherie) des compressions du radial au niveau de l'humérus ; nous tenions simplement à signaler les heureux résultats fournis par l'intervention chirurgicale dans le plus grand nombre de ces faits.

Dans ces circonstances il ne faut pas trop compter sur la diminution de volume que pourra subir ultérieurement le cal ; il est préférable de recourir à l'opération sanglante.

A la jambe, nous ne trouvons qu'un fait dans lequel le chirurgien soit intervenu à cause des douleurs provoquées par l'irritation d'un nerf. Smith, de Dublin, fut obligé de pratiquer l'amputation de la jambe.

En 1881, M. Delens publia, dans les *Archives de médecine*, un mémoire relatif à une résection d'un cal volumineux de la clavicule, qui déterminait des phénomènes de compression du plexus brachial et de l'artère sous-clavière.

Il fit la résection sous-périostée et antiseptique d'un segment osseux d'environ 2 centimètres d'épaisseur.

Les phénomènes de compression vasculaire et de paralysie disparurent, et son malade présenté à la Société de chirurgie en juillet 1881 pouvait soulever, avec le bras malade, un poids de 50 kilogr.

A côté de ce fait, unique en son genre, nous devons en signaler un autre, cité par M. Polaillon dans son article Clavicule du *Dictionnaire encyclopédique*.

Il s'agit d'une femme qui, à la suite d'une fracture du 1/3 supérieur de la clavicule, datant de quelques mois, présentait un cal volumineux, saillant en bas et en arrière, déterminant l'engourdissement et l'affaiblissement du bras. La sensibilité et la température étaient légèrement diminuées. Cette malade ne fut l'objet d'aucun traitement actif; peut-être les accidents ont-ils disparu peu à peu à cause de la diminution progressive du cal.

Malgré la possibilité d'une guérison spontanée, il importe de ne pas trop compter sur un fait aussi aléatoire; l'intervention chirurgicale paraît être la règle.

INDEX BIBLIOGRAPHIQUE

Wiener. Medizin Press. 1876-77, p. 172 . . ALBERT.

Gazette des Hôpitaux. 1844, p. 213 . . . . BLANDIN.

Canstatt. Jahresbericht. 1874 . . . . . . BEHLA, R.

Union médicale. 1854, p. 285 . . . . . BAIZEAU.

Gazette médicale de Strasbourg. 1879 . . } BŒCKEL.
Nouveaux faits d'Ostéotomie . . . . }

Dublin Med. jour. Nov. 1874 . . . . . . BUTCHER.

London medic. Record. 1875. . . . . . . BELLAMY.

*Etude sur les Résections anaplastiques arti-
culaires.* Th. de Paris, 1879 . . . . . BIDE.

Berliner. Klin. Wochen. 1872 . . . . . . BUSH.

Revue des Sciences médicales. 1876 . . }
Archives de Médecine, 1881, t. II, p. 171 } DELENS.

Clinique chirurgicale. 1839, t. II . . . . DUPUYTREN.

*Comparer entre eux les divers moyens de
diérèse.* Th. d'agrégation. 1878 . . . . CHALOT.

*De la Pulvérisation dans le pansement anti-
septique.* Th. de Lyon. 1881 . . . . . COTTON.

Anatomie pathologique, t. I. 1849 . . . . CRUVEILHIER.

Gazette médicale de Paris. 1836, p. 347 . . CLÉMOT.

*Résection tibio-tarsienne dans les luxations
compliquées.* Th. de Paris, 1874. . . . ECHEVERRIA.

Gazette hebdomadaire. 1860, p. 168 . . . FLOURENS.

Gazette des Hôpitaux. 1846, p. 336, 361,
491, 509, 535 . . . . GUERSANT, P.

Handbuch der Lehre von den Knochenbru-
chen. 1862 . . . . GURLT.
Medical Times and Gaz., vol. I, p. 516. 1877 HEATH.
Traité des Résections (traduit par Bœckel).
Strasbourg. 1863. . . . . HEYFELDER.
Lehrbuch der speciellen Chirurgie für
aerzte und studirende. 1881, t. III. p. 368 KŒNIG, F.
De l'Enclavement du nerf radial dans le
cal de l'humérus. Th. de Paris, 1880 . . LABLANCHERIE.
Journal de Chirurgie. 1846, t. IV, p. 300 ⎫
Traité des Fractures, t. I, p. 336 . . . ⎬ MALGAIGNE.
Deutsche Klinik. 1856, t. VIII, p. 119 . . MAYER.
The Lancet, vol. I, p. 742 . . . . . . MAUNDER.
On the Resultats of antiseptic osteotomy for
genu valgum. 1880 . . . . MAC-EWEN.
Manuel de Chirurgie antiseptique. 1881 . MAC-CORMAC.
Bulletins de la Société de Chirurgie, t. VIII, ⎫
p. 61, 65. 1882 . . . . ⎪
Archives génér. de Médecine. 1875. *(De* ⎬ NEPVEU.
l'Ostéotomie et de l'Ostéoclasie au point ⎪
de vue orthopédique) . . . . . . ⎭
Gazette hebdomadaire. 1865, p. 315 . . . OLLIER.
Traité expérimental et clinique de la Régé-
nération des os et la Production artifi-
cielle du tissu osseux. 1867 . . . . . OLLIER.
Du Cal et de ses modifications sous l'in-
fluence de l'inflammation. Th. de Mont-
pellier, 1864 . . . . OLLIER, V.
Bulletins de l'Académie de médecine. 1881, ⎫
t. X, p. 1158 . . . . ⎬ POLAILLON.
Art. Clavicule, du *Dict. encyclop.* . . ⎭
Gazette des Hôpitaux. 1881, p. 261 . . . PONCET (Cluny).
Gazette médicale de Paris. 1841, p. 601 . . PORTAL.
Art. Cal, du *Dict. des Sc. méd.* Dechambre. PERRIN, M.
De l'Ostéotomie. Th. de Paris, 1880 . . . PRADIGNAC.

*Etude sur les Paralysies du membre supé-
rieur liées aux fractures de l'humérus.*
Th. de Paris, 1860 . . . . REUILLET.

Union médicale, vol. 20, 3ᵉ série. 1875 . ⎫
Gazette des Hôpitaux. 1878, p. 76. . . ⎭ RICHET.

*Essai sur les Lésions traumatiques des os
longs qui réclament la résection.* Th. de
Strasbourg, 1869. . . . . RIVET.

Gazette hebdomadaire, nᵒ 17. 1881 . . . . RECLUS.

Conférences de Clinique chirurgicale. 1860. ROBERT.

Archives de Médecine, t. XVIII, p. 105. 1828. RIECKE.

*Ein Beitrag zur Geschichte der subperios-
talen Resectionen an der continuitat der
Knochen.* Dis. inaugur. Berlin (*Canstatt.*
1867). . . . . SOBBE.

Edimburg Medic. journal. Mars 1876 . . SPENCE.

Lyon-Médical. 1874, t. XVII, p. 119 . . . TRÉLAT.

Médecine opératoire. 1839, t. III, p. 59 . . VELPEAU.

Bulletins de la Société de Chirurgie. 1855- ⎫
56, t. VI : ⎪
  ⎬ Discussions.
Séance du 26 septembre 1855 . . . . . ⎪
Séances de juin, octobre 1880 . . . . . ⎭

TABLE DES MATIÈRES

	Pages
INTRODUCTION	5

CHAPITRE I

| DE LA CONSOLIDATION DES FRACTURES | 9 |

CHAPITRE II

| OSTÉOCLASIE. Méthodes de Traitement des Cals vicieux par déplacement | 23 |

CHAPITRE III

MÉTHODE SANGLANTE	37
Observations (Tableaux synoptiques)	48
Nouvelles Observations d'Ostéotomie pour Cals vicieux	85
Résultats et Indications	98

CHAPITRE IV

CALS VICIEUX PAR LÉSION DES PARTIES MOLLES	127
INDEX BIBLIOGRAPHIQUE	135
DESSINS FAITS D'APRÈS MOULES	141

DESSINS

FAITS D'APRÈS MOULES

Les dessins suivants sont dus à l'obligeance de notre excellent ami, le docteur Cuche.

Les deux premières planches se rapportent à des opérés de M. Ollier ; la dernière à une malade de M. Poncet.

Ce sont seulement les faits à difformité prononcée qu'il nous a paru utile de reproduire.

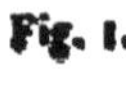

PLANCHE I (ARSAC)

Fig. 1.　　　　Fig. 2

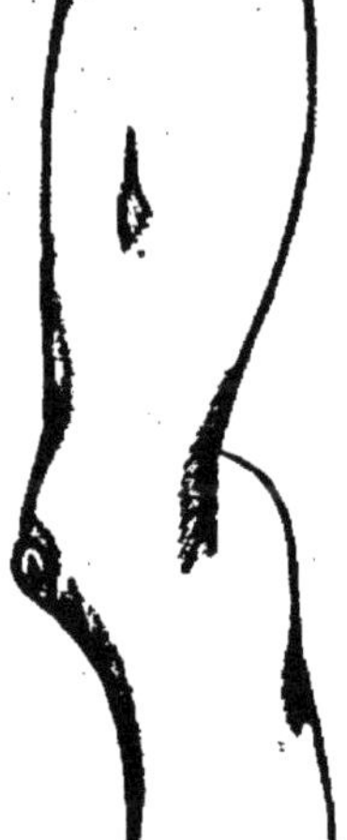

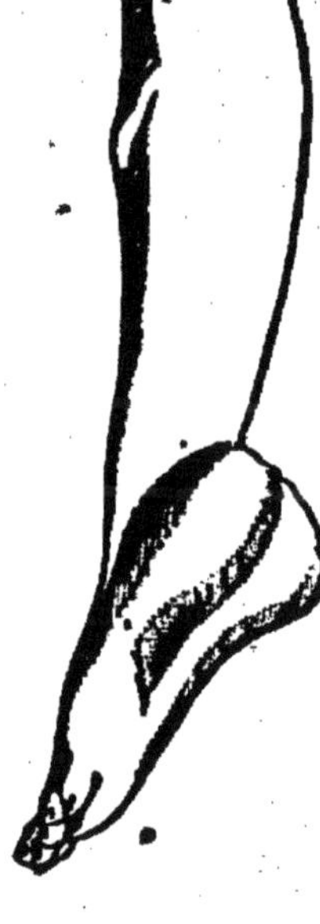

Avant l'opération.

Après l'opération.

Fig. 3.　　　　Fig. 4.

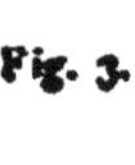

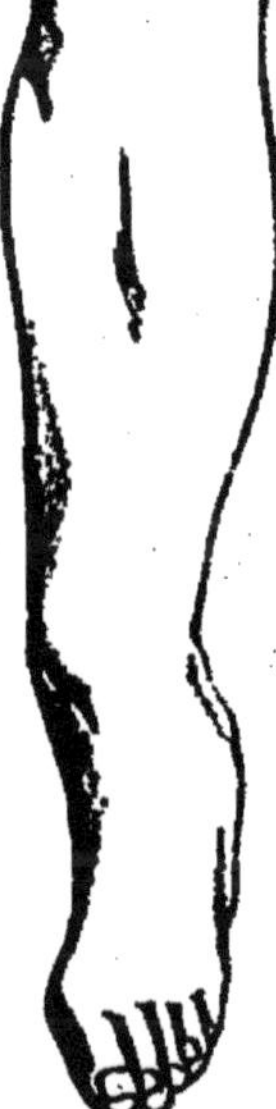

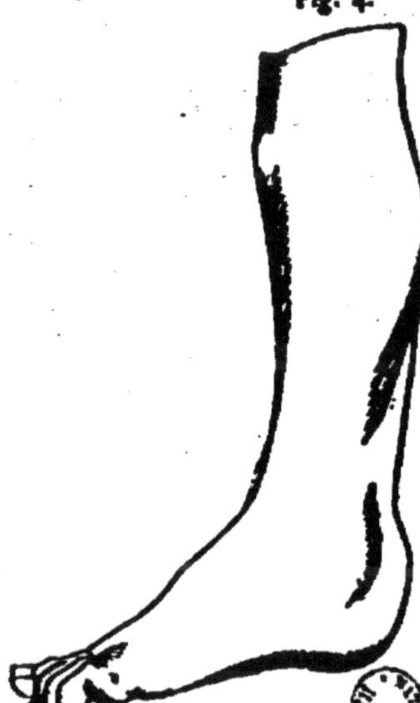

Vue de face.　　　　Vue de profil (face externe).

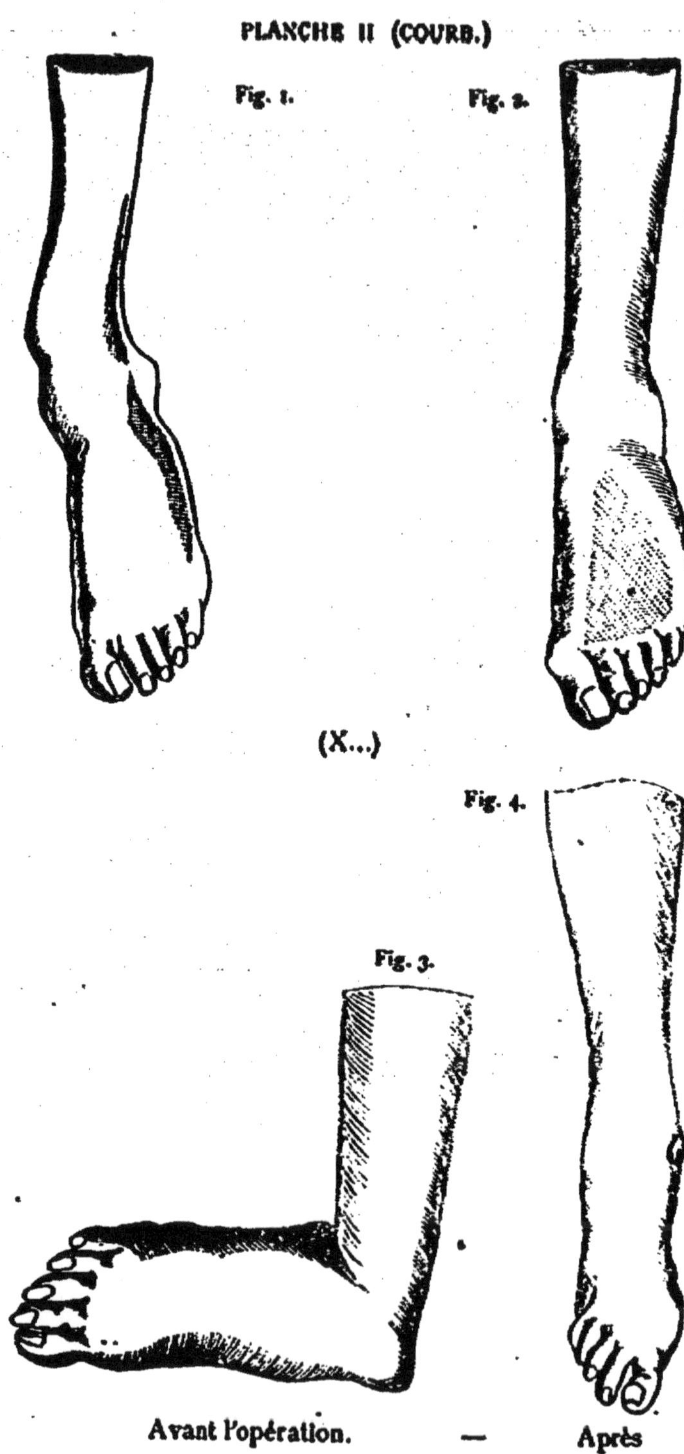

PLANCHE II (COURB.)

Fig. 1.

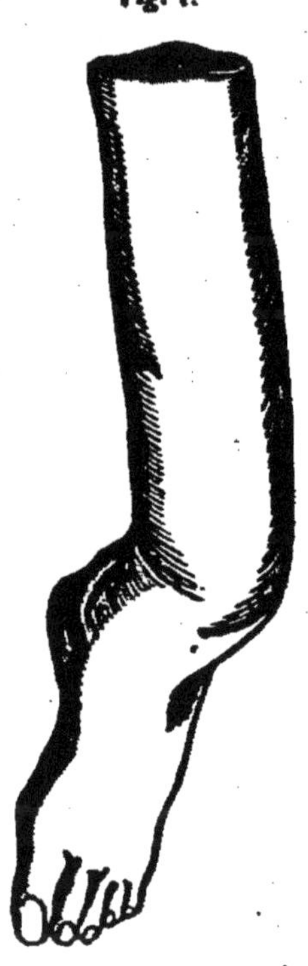

Avant l'opération.

Fig. 2.

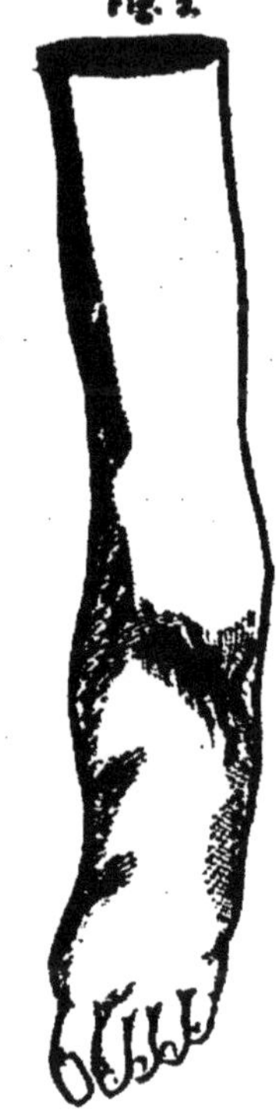

Après l'opération.

www.ingramcontent.com/pod-product-compliance
Ingram Content Group UK Ltd.
Pitfield, Milton Keynes, MK11 3LW, UK
UKHW020212130726
13696UKWH00002B/868